本书出版受国家自然科学基金面上项目（项目编号：U1904174）、河南省科技攻关项目（项目编号：212102310068）、河南省科技攻关项目（项目编号：202102310280）、河南省科技攻关项目（项目编号：202102310287）、河南省自然科学青年基金项目（项目编号：202300410034）、河南省自然科学青年基金项目（项目编号：202300410033）及河南省水体污染防治与修复重点实验室资助。

环境痕量抗生素靶向分离富集技术研究

毛艳丽　谷得明　延旭　著

吉林大学出版社

·长春·

图书在版编目（CIP）数据

环境痕量抗生素靶向分离富集技术研究 / 毛艳丽，谷得明，延旭著 .— 长春 : 吉林大学出版社，2021.10
ISBN 978-7-5692-9084-4

Ⅰ．①环… Ⅱ．①毛… ②谷… ③延… Ⅲ．①抗菌素—分离法—研究②抗菌素—富集—研究 Ⅳ．① R978.1

中国版本图书馆 CIP 数据核字 (2021) 第 213052 号

书　　名：环境痕量抗生素靶向分离富集技术研究
HUANJING HENLIANG KANGSHENGSU BAXIANG FENLI FUJI JISHU YANJIU

作　者：毛艳丽　谷得明　延　旭　著
策划编辑：邵宇彤
责任编辑：单海霞
责任校对：刘守秀
装帧设计：优盛文化
出版发行：吉林大学出版社
社　　址：长春市人民大街4059号
邮政编码：130021
发行电话：0431-89580028/29/21
网　　址：http://www.jlup.com.cn
电子邮箱：jdcbs@jlu.edu.cn
印　　刷：定州启航印刷有限公司
成品尺寸：170mm×240mm　　16开
印　　张：10
字　　数：143千字
版　　次：2021年10月第1版
印　　次：2021年10月第1次
书　　号：ISBN 978-7-5692-9084-4
定　　价：49.00元

前　言

近年来，抗生素在农业、畜牧业、疾病治疗等领域中被广泛使用，在生物代谢过程中绝大部分抗生素以药物原形随粪便和尿液直接排出体外，最终进入水环境，成为环境中潜在的新型污染物。目前，国内外已有关于在土壤、水体等环境样品以及食品样品中检测到不同浓度抗生素的诸多报道。残留在环境和食品样品中的抗生素虽然可能只是痕量水平，但由于其本身具有较强的生物反应活性、持久性及难生物降解性等特点，对人类、水生和陆生生物会产生长期的潜在危害。另外，由于环境和食品样品中基质复杂，待测物含量低，因此，如何从环境样品的复杂基体中选择性识别和分离痕量抗生素是一个亟待解决的问题。

表面分子印迹技术是把模板分子识别位点建立在基质材料的表面。表面分子印迹聚合物是通过分子印迹技术合成的对目标分子具有特异性识别、较高选择性和亲和性的聚合物。近年来，表面分子印迹聚物在环境监测、废水处理领域的应用较多，被大量用于环境中抗生素等污染物的选择性识别和分离、富集。

本书分别以高岭土、磁性伊利石和磁性粉煤灰空心微珠、磁性炭微球为基质材料制备了表面分子印迹聚合物。通过红外光谱、扫描电镜、透射电镜、热重和元素分析等现代分析测量手段对所制备的表面分子印迹材料的形貌特征、物质组成和热稳定性等理化性能进行了全面的表征。利用静态吸附实验和动态吸附实验对材料进行了吸附平衡、动力学、选择性能以及再生性能研究，通过多种吸附模型对实验数据成功进行了拟合。并将制备的表面印迹聚合物用作固相萃取吸附剂分离、富集与测定环境水样品中的痕量抗生素。该研究所制备的印迹材料成功用于分离、富集环境样品中的痕量抗生素。

本研究构建了系列印迹吸附材料制备体系，并对所制备的印迹材料的理化性能、吸附行为和机理、选择性识别机制及再生性能进行深入研究，扩展了载体的种类，增加了工业废渣、农业废弃物的附加值，建立了印迹材料分离富集痕量持久性污染物与仪器分析技术联用的新方法。

本书在撰写的过程中尽量采用最新的文献，实验部分是作者的一些研究成果。由于作者水平有限，难免会有不足之处，恳请读者批评指正。

目　录

第 1 章　绪　论

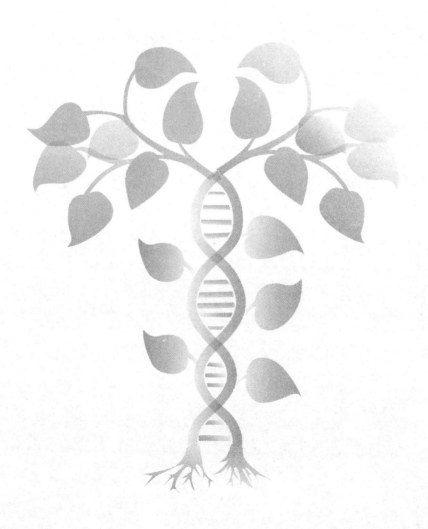

1.1 抗生素的危害及处理方法

1.1.1 抗生素简介

近年来，抗生素（antibiotics）在农业、畜牧业、疾病治疗等领域中被广泛使用，大多科学研究焦点集中于探讨抗生素和生物体内细菌之间的药理关系，然而大量抗生素随着排泄物转移到自然环境中，抗生素会对生态系统产生不利影响，且其在生物体内积累能够抑制生物的生长，因此，探讨环境中抗生素残留的迁移、毒理学、处理方法，以及对生物的危害已逐渐成为国内外学者研究的热点课题。目前，就检测食物、水体、土壤中的抗生素残留量，研究者们做了大量关于抗生素的残留检测分析研究。

Wang 课题组采集了中国江苏 11 个城市中 27 个大型养殖场附近的废水，研究了抗生素在水体中的残留情况，结果表明磺胺二甲嘧啶、土霉素、四环素、磺胺嘧啶和磺胺甲恶唑的检出概率分别为 75%、64%、60%、55% 和 51%，并且它们的最大检出含量分别为 211 μg/L、72.9 μg/L、10.3 μg/L、17.0 μg/L 和 63.6 μg/L。Aust 等人在研究加拿大某一农场粪便时，发现了多种抗生素的存在。包括磺胺二甲嘧啶、金霉素和泰乐菌素，其中检测出的磺胺二甲嘧啶和金霉素的含量分别为 9 990 μg/kg 和 401 μg/kg，附近土壤中残留抗生素的量也达到粪便中抗生素含量的一半之多。

由此可见，抗生素在环境中的残留已普遍存在，研究已证实抗生素能通过生物降解、水体循环等最终汇集到生命之源的水体中。它们的存在会直接威胁到人类健康。我国对含残留抗生素水体的有效净化研究还在起步阶段，如何建立快速有效的且适用于水体中残留抗生素的处理方法成为研究者们关注的重点。

1.1.2 抗生素的危害

随着人们对抗生素的大量使用和生产，抗生素药物化合物可以通过多种方法如制药厂和人畜的排泄等进入环境中。制药厂的生产废水含有各种药物，有机化合物浓度高、降解难，若不能彻底地将其残留药物完全降解，排放至环境中会对环境造成一定污染。人畜用药后，抗生素药物或其代谢物随排泄物到体外，大部分污水经污水处理厂处理后排放至环境中，如果没有将其彻底清除，也会对环境造成一定的污染。

环境中的抗生素及其代谢物的不断累积，使得环境中的生物长期暴露于低剂量抗生素中，引起耐药性细菌的增加和中毒反应。Miranda 等分离出鳟鱼类养殖场水体中的细菌，并对多种抗生素的抵抗能力进行研究，研究结果表明大多数细菌对阿莫西林、氨苄西林和头孢氨苄等都具有抗药性。由于暴露在环境中的药物浓度较低，不会引起急性中毒反应，但是长期接触会表现出慢性中毒现象，目前针对水体或底泥中的微生物、鱼类、两栖类动物等进行了研究，如微生物对环境抗生素有一定的耐受性，但是超过了其耐受性限度会表现出中毒现象，甚至导致死亡。

残留在饮用水中的多种抗生素可能只是痕量水平，但是长期的饮用接触将会影响人体免疫系统，降低机体免疫力。另外，由于动物食品肉、蛋、奶等含有抗生素残留，并通过食物链传递到人，引起人群过敏反应，严重时会引起人群食物中毒。

1.1.3 抗生素残留的一般处理方法

目前，常见的抗生素的废水处理技术，主要分为物化处理技术和生物处理技术两种，通常先采用物化法进行前处理，再进入生化处理单元。主要包括氧化、吸附和生物降解等处理方法。

（1）氧化法主要是利用一些氧化剂的强氧化性将废水中的抗生素物质氧化去除，其中以高级氧化法的研究最多。在高级氧化过程中能够产生大量羟基自由基（OH·），羟基自由基能够催化氧化环境中的污染物，将有机污染物氧化为无机物或转变为易降解的其他有机物中间体。高级氧化主要包括湿式氧化法、电催化氧化法、超临界水氧化法和声化学氧化法等。Balcioglu 等采用 O_3–H_2O_2 氧化技术在均相反应中处理污废水中微量抗生素残留物，保证饮用地表水安全。Xie 等采用光催化氧化法，对抗生素废水进行处理，结果表明，去除率受催化剂用量、光照时间、初始浓度和 pH 影响较大，混合使用 ZnO 与 TiO_2 光催化处理效果优于单独使用 ZnO 或 TiO_2 的处理效果。

（2）吸附法是抗生素废水处理中比较重要的方法之一，比较适用于处理半合成抗生素废水，并且可以把吸附的抗生素回收利用。吸附分为化学吸附和物理吸附。常用作净化废水的吸附剂有碳材料、天然矿物、高分子材料等。相会强等人采用改性粉煤灰对抗生素废水进行了除磷和脱色试验，结果表明，用酸处理后的粉煤灰对抗生素废水中的磷和色度具有较好的去除效果。

（3）大多数抗生素药物都可以通过生物降解作用来去除，其降解速度受药物本身的理化性质、pH、环境温度等条件影响比较大。Jiang 等用微生物降解抗生素，结果表明，水环境中厌氧微生物对抗生素的降解低于好氧微生物，并且抗生素的非生物降解在有氧和厌氧条件都很低，说明生物降解在抗生素消除中起主导作用。

1.1.4 检测技术

环境介质及动物组织中药物残留的检测方法主要有色谱法、电化学方法、化学发光方法、原子吸收、分光光度法和高效毛细管电泳法等。色谱法是应用最为广泛的分析方法，如高效液相色谱法与高效液相色谱－质谱联用法、气相色谱－质谱联用法等，应用于多组分混合物的分离和分析。Lambert 等采用高效液相色谱法检测牛奶中头孢噻呋的残留，该方法对头孢噻呋的检测限是 7.0 μg/kg。Gulkowska 等采用高效液相色谱－质谱联用法对深圳污水处理厂的进水和出水进行检测，检出头孢氨苄、头孢唑啉。Fabre 等将液相色谱－电喷雾质谱法用于头孢菌素的检测，结合电化学检测方法，因为其固有的灵敏度高，荧光检测在多数液相分析中都优于紫外检测法，提高了方法的选择性，对头孢菌素的检测灵敏度可达到 1.0 μg/L。Knecht 等结合微阵列芯片技术与免疫法对奶中的多种抗生素进行检测，每个液体样品的处理都是自动的，所需时间在 5 min 以内，该方法可用于多种抗生素同时检测。Dillon 等把表面等离子共振免疫传感器用于牛奶中头孢氨苄残留的检测，检测范围为 0.24 ~ 3.90 μg/mL。

1.2　分子印迹技术

1.2.1　分子印迹技术的发展

分子印迹技术（molecular imprinting technique，MIT），是合成对某一特定模板分子（离子、分子等）具有专一识别性能的三维交联高分子聚合物技术，是与高分子化学、有机化学、材料化学等学科相关联的一门交叉学科，通过该技术制备的聚合物称为分子印迹聚合物（molecular imprinted polymers，MIPs）。

分子印迹技术的思想起源可以追溯到 Fischer 的"锁和钥匙"、1949 年 Dickey 的"专一性吸附"概念。然而，现代意义上的分子印迹技术的建立，应归功于 Wulff 和 Mosbach 等人分别对研究合成共价型和非共价型分子印迹聚合物方面的开拓性工作。近年来，分子印迹技术引起了多个研究领域的关注，尤其是在分析和分离科学领域，分子印迹聚合物对模板分子的特异选择性得到广泛重视。

1.2.2　分子印迹技术的基本原理与分类

1.2.2.1　分子印迹技术的基本原理

分子印迹材料是在模板分子、功能单体和交联单体存在的条件下，进行聚合反应，得到与模板分子相关的特异识别位点的聚合物，该识别位点在形状、空间、官能团等方面与模板分子互补。该过程如图 1-1 所示，首先，模板分子与功能单体通过共价键或非共价键（氢键、金属螯合等作用力）形成可逆结合的复合物；然后加入交联剂和引发剂，由热、紫外光或其他光线照射等引发聚合，形成具有三维网络结构的分子印迹聚合物；最后除去模板分子，在聚合物网络结构中留下特殊的识别位点，这些作用位点在大小、形状、功能团上都与模板分子相匹配。

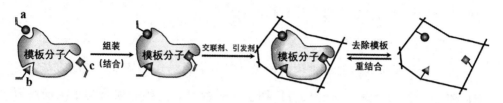

图 1-1 分子印迹合成示意图

1.2.2.2 分子印迹技术的分类

分子印迹技术按照模板分子与功能单体结合方式的不同，可以分为共价法和非共价法。

共价法又称预组装法，即在聚合前模板分子与功能单体通过共价键结合形成复合物，然后进行交联聚合，得到的印迹聚合物可以通过化学方法使其共价键断裂而除去模板分子。常用于共价结合作用的物质包括硼酸酯、缩醛酮和螯合物等。

非共价法也称自组装法，是应用最广泛的一种分子印迹方法，是指在聚合前模板分子通过非共价键作用与功能单体形成复合物，之后交联聚合除去模板分子得到非共价型印迹聚合物。常见的非共价作用有静电作用、金属螯合作用、范德瓦耳斯力等。

1.2.3 分子印迹聚合物的制备方法

目前，分子印迹聚合物的制备主要有本体聚合、沉淀聚合、悬浮聚合、原位聚合和表面分子印迹等方法。

1.2.3.1 本体聚合

本体聚合是制备 MIPs 最常用的一种方法。它是将模板分子、功能单体、交联剂、引发剂按照一定的比例混合于适当溶剂中，经热光照或加热得到印迹聚合物的方法。这种方法具有实验要求简单，受条件限制较少，条件易于控制等优点，但处理过程复杂，获得的聚合物颗粒不均一，模板去除困难，部分印迹位点包埋较深，吸附量不太高等。为了克服以上这些缺点，研究者们开发了一些新型聚合方式，如悬浮聚合、沉淀聚合等聚合方式，通过这些聚合方式获得的聚合物具有结合位点分布比较均匀的特点。

1.2.3.2 沉淀聚合

沉淀聚合又称非均相溶液聚合，是常见的制备分子印迹聚合物的方法，与本体聚合法相似，只是聚合反应使用了大量溶剂，产生的聚合物不溶而易沉淀。沉淀聚合的优点是实验过程简单，溶剂适用范围广泛，所制备的 MIPs 微球分散性好、尺寸均一。但沉淀聚合也存在很多不足，如印迹位点被包埋在聚合物内部，使得其利用率低，表现为低的吸附容量，大规模生产有较大困难，整个过程需要大量 N_2，控制较为严格，从而增加了生产成本等。Jin 等改进了传统沉淀聚合致孔剂用量多的缺点，以矿物油和甲苯作为致孔剂，通过紫外引发聚合反应制得的分子印迹聚合物具有更高的结合能力。

1.2.3.3 悬浮聚合

悬浮聚合是将功能单体、模板分子、分散剂和致孔剂混合均匀，随后在搅拌下加入引发剂，聚合反应产生球状不溶聚合物。Lai 等用水溶液微悬浮法成功制备了以 4- 氨基吡啶为模板分子的印迹聚合物微球，并成功用于分离和识别 4- 氨基吡啶。

1.2.3.4 原位聚合

原位聚合是将功能单体、模板分子、引发剂和交联剂的混合物溶液在色谱柱或毛细管柱等反应器内聚合得到棒状印迹聚合物。Matsui 等采用原位聚合方法直接在液相色谱柱中制备出多孔连续棒状聚合物，结果表明，制得的 MIPs 对手性物质和位置异构体有很好的分离效果。

1.2.3.5 表面分子印迹

表面分子印迹技术是将印迹聚合物负载在基质材料表面的一种新型印迹技术，所制得的表面分子印迹聚合物的位点大多分布于载体表面。常用的基质材料有无机材料和聚合物材料。与这两种基质材料相比，生物材料具有来源广泛、价格低廉、表面的活性基团（如氨基、羧基等）丰富、生物相容性较好等特点。

1.2.4 分子印迹聚合物的应用

分子印迹聚合物具有良好的构效预定性、物理化学稳定性、特异识别性、广泛实用性等特点，在许多领域如固相萃取、色谱分离、传感器、膜分离技术、抗体－受体模拟等方面得到广泛应用。

1.2.4.1 固相萃取

分子印迹固相萃取技术（MISPE）将分子印迹技术与固相萃取结合起来，克服了环境样品体系复杂、预处理方法繁杂等不利因素，在痕量分析中有重要作用。Sellergren 首次报道了将印迹聚合物应用于固相萃取。Zhang 等以红霉素为模板分子制备印迹聚合物，并成功应用 MISPE 技术对鸡肉样品分析，回收率达 85.3%～95.8%。

1.2.4.2 色谱分离

Prasad 等人在球形硅胶表面合成的唑酮印迹聚合物，装入色谱柱中用作固定相，该印迹聚合物固定相可在稀释的药物或水溶液中对模板分子进行选择性的富集和分离。

1.2.4.3 传感器

分子印迹聚合物制成的传感器已经广泛用于对糖类、除草剂、氨基酸和核酸等的检测。Shoji 等人基于金电极表面直接合成的莠去津生物传感器，对目标物表现出较好的敏感性。

1.2.4.4 膜分离技术

分子印迹聚合膜是将分子印迹聚合物与膜分离相结合的技术，具有高选择性、分子特异识别能力和高灵敏度。Kobayashi 等人采用相转化方法，制备了以茶碱等有机碱为模板分子的一系列分子印迹薄膜，实验表明，对茶碱等有机碱具有很高的立体选择性。

1.2.4.5 抗体－受体模拟

在许多生物模拟的应用中，分子印迹聚合物具有类似于受体或抗体的高度特异选择性，用于免疫测定。近年来，分子印迹技术已应用于分析检测肾上腺素类、对乙酰氨基酚、抗麻醉、氯霉素、普萘洛尔、布洛芬和腺嘌呤等药物。

1.2.5 智能型分子印迹聚合物

1.2.5.1 pH 响应型分子印迹聚合物

pH 响应性聚合物胶束随着环境 pH 变化使胶束结构发生聚集、相转变、解离等变化，进而控制药物释放行为。pH 响应型印迹聚合物是将 pH 响应和分子印迹聚合物结合制得的聚合物。Chen 等人制备了一种 pH 响应辣根过氧化物酶的模拟酶印迹纳米凝胶，结果表明，印迹凝胶在 pH=7 和 pH=8 时的水力半径约为 250 nm。

1.2.5.2 磁性分子印迹聚合物

磁性分子印迹聚合物是磁性分离技术与分子印迹技术结合起来合成的聚合物，它不仅具有较好的超顺磁性和选择性，而且在外部磁场作用下就能很便宜地从介质中分离出来。其中磁性成分主要是铁、镍、钴。Zhang 等人通过表面分子印迹技术在聚丙烯酸磁性微球表面制备了阿特拉津印迹膜，得到的磁性分子印迹复合微球对外部磁场有较好的响应性。Pan 等首先制备核壳结构的磁性粉煤灰，以该磁性粉煤灰为基质材料，乙二醇双甲基丙烯酸酯为交联剂，双酚 A 为模板分子，成功制备了磁性分子印迹聚合物，对模板分子具有高的选择识别性能。

1.2.5.3 温敏分子印迹聚合物

温敏聚合物是对温度的变化产生响应的聚合物，并且存在临界溶液温度。如果聚合物溶液低于某一特定温度是均一相溶液态，而高于这一温度时则发生两相分离，此温度即为最低临界共溶温度（lower critical solution temperature，LCST）。具有这一性质的聚合物体系有聚乙烯醇、N– 取代丙烯酰胺类聚合物、聚乙烯基甲基醚等。Watanabe 等以 N– 异丙基丙烯酰胺为温敏功能单体，丙烯酸为功能单体，肾上腺素为模板分子，成功制备温敏分子印迹聚合物。Xu 等人以丙烯酰胺为辅助功能单体、N– 异丙基丙烯酰胺为温敏型功能单体，成功制备了识别磺胺二甲嘧啶的分子印迹聚合物。Liu 等以 N– 异丙基丙烯酰胺为温敏功能单体、甲基丙烯酸为功能单体、乙二醇双甲基丙烯酸酯为交联剂制备识别 4- 氨基吡啶的温敏分子印迹聚合物，结果表明，该印迹聚合物在高温和低温下分别具有吸附、释放的能力。

1.3 原子转移自由基聚合

1.3.1 原子转移自由基聚合基本原理

活性自由基聚合是 1956 年 Szwarc 等人首次提出来的，传统的自由基聚合也有其不足，如聚合反应不可控导致聚合产物的分子量分布宽，此外，传统的自由基聚合不能用于合成指定结构的聚合物。1995 年，Matyjaszewski、Percec、Sawamoto 等几乎同时报道了一种活性自由基聚合方法——原子转移自由基聚合（atom transfer radical polymerization，ATRP）。美国卡耐基 - 梅隆大学的王锦山博士和 Matyjaszeski 等以 CuCl/bpy 为催化体系，卤代烷（1- 苯基氯乙烷）为引发剂实现了可控聚合。Percec 等以 CuCl/bpy 为催化体系，芳基磺酰氯为引发剂。该聚合方法适用单体广泛，聚合条件温和，聚合物的分子量及结构可控，成功地实现了真正意义上的"活性 / 可控"自由基聚合。

ATRP 的一般机理如图 1-2 所示（其中 R—X 为卤代烷；M_t^n，M_t^{n+1} 分别为还原态和氧化态过渡金属催化剂；Ligand 为配位剂；K_a、K_d 分别为活化和失活反应速率常数；M 为单体；K_p 为链增长速率常数；K_t 为终止速率常数）。

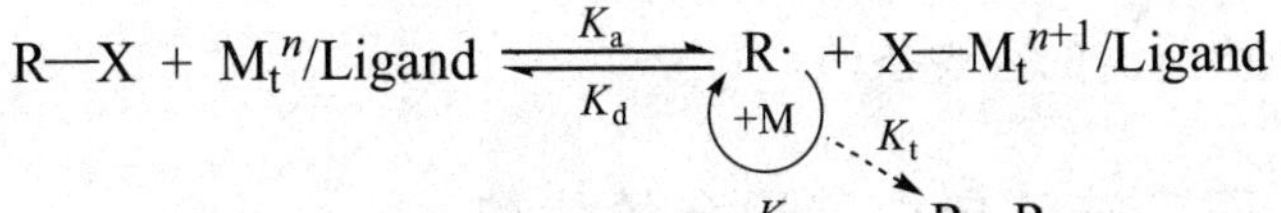

$$R-X + M_t^n/Ligand \underset{K_d}{\overset{K_a}{\rightleftharpoons}} R\cdot + X-M_t^{n+1}/Ligand$$

图 1-2 原子转移自由基聚合机理图

在 ATRP 中，烷基卤素 R-X 是休眠种，自由基是由过渡金属催化剂催化休眠种 R—X 所产生的，低价态金属配合物（M_t^n）通过氧化还原反应从有机卤化物（R—X）中争夺卤原子，反应得到高价态的金属卤化物（M_t^{n+1}—X）和自由基 R·，之后自由基 R· 可引发单体聚合，形成链自由基 R—M·，并将过渡金属还原为低价态配合物（M_t^n）进行循环的反应。

1.3.2　电子转移原子转移自由基聚合

2005 年，Matyjaszewski 等人提出了一种新的 ATRP 方法，通过电子转移反应产生催化剂来进行原子转移自由基聚合，该聚合方法以烷基卤化物 R—X 为引发剂，以高价态的过渡金属络合物为催化剂前躯体（如 $CuBr_2$/Ligand），在还原剂的作用下，通过氧化还原反应，产生活化的低价态的过渡金属络合物催化剂体系（如 CuBr/Ligand），然后按照常规 ATRP 的机理进行聚合反应。其反应机理如图 1-3 所示：

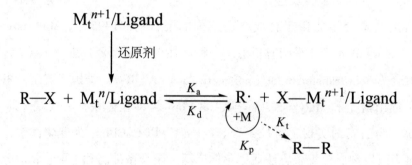

图1-3　电子转移原子转移自由基聚合机理图

电子转移所产生的激活 (activators generated by electron transfer, AGET) ATRP 中加入的还原剂只和高价态的过渡金属盐（如 $CuCl_2$）反应，而不与体系中的有机卤化物和单体进行反应，还可以消耗反应体系中存在的部分氧气，从而降低了实验所需的客观条件。

1.3.3　原子转移自由基聚合的优势

1.3.3.1　单体的功能性

由功能性单体聚合得到的聚合材料的功能性取决于单体的性质（如亲水性、极性等）或单体衍生物的性质。Pan 等用原子转移自由基聚合方式，以丙烯酸和异丙基丙烯酰胺为单体，在再生纤维素表面合成功能性嵌段共聚物。

1.3.3.2 引发剂的功能性

ATRP 的引发剂一般是 α-碳上具有诱导或共轭结构的 R—X，其中最常见的引发剂是含有卤素基团的卤代烷（R—X），研究表明，当卤代原子为溴或氯原子时，ATRP 的可控性最好。引发剂的分子结构可以在 ATRP 反应之前进行充分合理的设计，可预先将特定功能型的基团合成在引发剂中，这样就最终实现了聚合物端基的功能化。

1.3.3.3 聚合物末端的功能性

ATRP 聚合反应过程中，始终有末端官能团的存在，是合成其聚合物的活性标准之一，若以卤素基团的卤代烷为引发剂，即存在碳卤键。在 ATRP 体系中，若忽略体系中的链终止和链转移反应，则聚合反应后每个聚合链的末端都应含有一个卤原子，这样可通过各种反应将卤原子转变成其他官能团，就可以赋予聚合物不同的功能性。如卤代烷可与胺基反应，从而把胺基引入聚合物中获得胺基封端的功能聚合物。

1.4 生物质炭材料及其在环境治理中的应用

1.4.1 生物质炭的制备方法

生物质是指纤维素、半纤维素、木质素等组分含量高的生物体，在自然作用下或其他外力的作用下失去原有生理代谢功能的材料。由动物、植物及微生物等生命体衍生得到的生物质材料在自然界中容易被微生物降解为能够进入自然界循环的水、二氧化碳和其他小分子。因此，生物质材料具备可再生和可生物降解的重要特征，是固体废弃物的一种。常见的生物质材料有竹粉、锯末、稻秆、淀粉、树皮、纤维素、木质素、半纤维素等。

生物质炭是在无氧或缺氧条件下经过高温裂解生成的一种具有高度芳香化、富含碳素的多孔固体颗粒物质。它含有大量的碳和植物营养物质，具有丰富的孔隙结构、较大的比表面积且表面含有较多的含氧活性基团，是一种多功能材料。可以去除废水中的重金属离子、有机污染物、染料等，被广泛应用于水环境治理中。常见的制备方法有热解法、水热炭化和微波炭化法等。

1.4.1.1 热解法

热解法指生物质原料在 300～900 ℃下发生的无氧或限氧热解反应，是制备生物质炭最常用的方法。制备生物质炭的原料丰富多样，由此制得的生物质炭的比表面积、总孔体积、元素组成和灰分含量均不同。热解温度升高能够提高生物质有机组分的分解，孔隙结构得到发育，从而显著提升其比表面积和总孔体积。

随着温度的升高，部分有机组分通过缩聚转移至无机组分中，造成灰分含量的增加。脱水和脱羧反应使生物质炭的含氧官能团逐渐丧失，H/C 和 O/C 比值也随之降低，表明生物质炭的炭化程度增加，芳香性增高，极性降低。不同热解条件下生物质炭的理化特性如表 1-1 所示。

表 1-1　不同热解条件下生物质炭的理化特性

生物质类别	热解温度 /℃	比表面积 /（m²/g）	总孔体积 /（cm³/g）	灰分 /%	C /%	（N+O） /C	H/C	O/C
小麦秸秆	400	427	0.526	2.07	58.51	0.47	0.66	0.46
	600	537	0.574	4.63	67.72	0.3	0.43	0.29
	800	652	0.634	5.12	80.08	0.14	0.26	0.12
棉花秸秆	450	367.1	0.1	10.1	71.6	0.15	0.65	0.14
大豆秸秆	450	402.2	0.12	8.7	70.8	0.18	0.66	0.16
大米秸秆	450	293.4	0.09	26.2	57.9	0.16	0.69	0.15
木屑	450	601.6	0.17	3.7	75.9	0.17	0.58	0.16
松果壳	350	0.8	0.001	2.46	71.87	0.33	0.06	0.32
	450	1.3	0.005	2.75	74.59	0.28	0.05	0.27
	550	228.1	0.148	3.23	83.27	0.16	0.04	0.16
竹屑	400	2.2	7.17	1.72	72.43	0.3	0.06	0.29
	500	6.5	11.38	2.12	82.55	0.14	0.04	0.14
	600	181.1	105.47	9.3	82.92	0.07	0.03	0.06

生物质类别	热解温度 /℃	比表面积 /（m²/g）	总孔体积 /（cm³/g）	灰分 /%	C /%	（N+O） /C	H/C	O/C
沙柳	300	80.3	0.082	14.7	72.1	0.25	0.69	0.23
	400	142	0.16	15.8	72.9	0.24	0.59	0.22
	500	288	0.212	22.8	80.7	0.15	0.48	0.13
	600	270	0.215	22.9	92.5	0.04	0.39	0.02
	700	316	0.242	23.7	94.1	0.03	0.32	0.15

1.4.1.2 微波炭化法

与传统的热解法相比，微波炭化法利用微波辐射使生物质原料内部原子和分子相互摩擦，迅速产生热能，快速升温从而达到理想的高温条件，缩短了反应时间。例如，油棕榈树纤维经 15 min 微波炭化后制得生物质炭，比表面积为 260.0 m²/g，总孔体积为 0.141 cm³/g。橘子皮微波炭化 10 min 后形成比表面积为 1 015.0 m²/g，总孔体积为 0.500 cm³/g 的生物质炭。不同微波功率条件下生物质炭的理化特性如表 1-2 所示。

表 1-2 不同微波功率条件下生物质炭的理化特性

生物质类别	微波功率 /W	反应时间 /min	比表面积 /（m²/g）	总孔体积 /（cm³/g）	C /%	H/C	O/C
油棕榈树纤维	600	15	260.0	0.141	60.24	0.06	0.58
橘子皮	700	10	1 015.0	0.500	82.00	0.04	0.18
油棕榈树废弃物	500	25	80.0	0.030	64.00	0.08	0.47
	600		130.0	0.050	69.00	0.06	0.35
	700		210.0	0.100	79.00	0.04	0.22
软木芯片	210	60	14.4	0.015	79.97	0.04	0.21
	240		28.7	0.022	79.82	0.04	0.21
	270		10.0	0.012	77.38	0.05	0.24

续　表

生物质类别	微波功率 /W	反应时间 /min	比表面积 /（m²/g）	总孔体积 /（cm³/g）	C /%	H/C	O/C
	210		11.7	0.019	78.19	0.04	0.23
大麻秸秆	240	60	12.3	0.018	76.95	0.04	0.25
	270		12.2	0.016	78.54	0.04	0.22

1.4.1.3　水热炭化法

大多数生物质原料的水分含量较高，因此热解法和微波炭化法都需要使用干燥步骤来降低反应过程中的能量损失，水热炭化法恰好弥补了这个不足。水热炭化法是将生物质原料与水混合置于封闭的反应器中，通过热化学反应对生物质原料进行炭化。水热过程主要分为水热炭化、水热液化和水热气化3个过程。反应温度是决定生物质炭特性的主要参数之一（见表1-3），如温度由120℃升至280℃，山茶花生物质炭的比表面积由2.7 m²/g增大至58.6 m²/g，总孔体积由0.011 cm³/g增大至0.337 cm³/g，碳元素含量由45.28%增大至60.34%。

表1-3　不同反应条件下生物质炭的理化特性

生物质类别	反应温度 /℃	比表面积 /（m²/g）	总孔体积 /（cm³/g）	C /%	H/C	O/C
	120	2.7	0.011	45.28	1.81	0.78
	160	5.3	0.025	45.85	1.60	0.77
山茶花废弃物	200	13.2	0.054	48.49	1.47	0.67
	240	63.1	0.307	54.51	1.26	0.45
	280	58.6	0.337	60.34	1.13	0.33
	200	1.5	7.080	39.07	0.12	1.42
	210	1.7	4.880	43.45	0.12	1.16
干树叶	220	1.8	9.860	44.09	0.12	1.16
	230	1.4	5.040	39.98	0.12	1.16

生物质类别	反应温度 /℃	比表面积 / (m²/g)	总孔体积 / (cm³/g)	C /%	H/C	O/C
干树叶	240	1.3	3.680	44.58	0.12	1.11
	250	2.1	6.990	43.22	0.11	1.13
花生壳	220	14.6	0.050	71.29	—	0.32
磁性花生壳	220	62.4	0.340	67.93	—	0.32
核桃壳	240	84.0	0.361	71.33	0.07	0.33
槟榔皮	200	1.0	—	46.30	1.27	0.59

1.4.1.4 直接炭化法

直接炭化法是指在惰性气体（一般用 N_2）的保护下，生物质原料隔绝空气直接进行高温裂解炭化，得到的炭材料具备普通活性炭的吸附功能。热解过程的类型（慢、中、快、闪）取决于温度、停留时间和加热速率。缓慢热解的主要特点为热解温度低、加热速率慢、停留时间长。主要产品的焦产率为 25%～35%。但制得的炭材料与其他方法相比，吸附性能不佳，所含杂质较多。陈凯等通过直接炭化法合成以 ZIF-67 为前驱体的磁性 Co/C 纳米材料，并研究其对罗丹明 B 模拟印染废水的吸附动力学。

1.4.2 生物质转化生物质炭过程中结构性质的变化

生物质转化为生物炭过程中形成的孔道结构、表面官能团、矿物组分，都会显著影响生物炭对废水中不同重金属的固定能力。

1.4.2.1 孔结构的形成

生物炭的比表面积与孔道结构受到热解温度的影响，通常随着热解温度的上升，生物炭的比表面积也不断上升，当热解温度超过 500 ℃时，生物炭的比表面积出现显著上升。在较高热解温度时，生物质原材料中的脂肪族表面官能团被破坏，并在表面形成一定的类石墨结构，进而导致了生物炭的比表面积增大。Keiluweit 等研究发现生物质的原材料也会影响其比表面积与孔结构，粪便基生物炭的比表面积与孔数量一般小于木制类或草类生物炭。Zhao 等在

500℃热解制备得到了不同原料的生物炭比表面积，结果表明，粪便生物炭的比表面积（21.9～47.4 m²/g）远低于木屑生物炭的比表面积（233 m²/g），原因可能是粪便中较低的碳含量使其在热解过程中难以形成孔结构，导致比表面积减小。此外，粪便生物炭中较高的矿物含量也占据生物炭的孔结构，亦可导致比表面积的减小。生物炭的比表面积与孔结构都会显著影响生物炭对水体重金属的吸附固定能力与吸附机制。

1.4.2.2 表面官能团的形成

生物质原料热解过程中，木质素与纤维素等转化而形成丰富的羧基、羟基、醚基等表面含氧官能团，生物质原材料与热解条件对其表面官能团的组成与含量影响显著。通常情况下，粪便基生物炭表面官能团含量显著低于植物基生物炭。生物炭表面官能团可以为其固定重金属提供活性位点，并起到电子供体的作用，进而通过还原稳定化的方式固定变价重金属。在较低热解温度下（＜600 ℃），表面官能团以羟基、酚羟基、羧基为主，随着热解温度的不断提升，表面官能团不断脱氧、脱水缩聚，形成羰基及醌基等。Zhang 等研究表明随着生物炭热解温度的上升，其表面的酚羟基转化为醌基等官能团。Xu 等通过研究花生壳生物炭表面官能团的形成，发现热解温度较低时，表面以羟基为主。随着热解温度的升高，表面脂肪族官能团含量降低，并形成更多的芳香性共轭官能团。

1.4.3 生物质炭材料的改性

生物质炭材料的改性可改变其物理、化学特性，适应不同的水处理工艺。根据这一特点，可通过对活性炭不同改性方法的研究，不断完善其在各个领域中更广泛的应用。生物质炭的改性方法主要包括化学改性（氧化改性、还原改性、酸碱改性、金属负载改性和等离子体改性）、物理改性（高温热处理改性和微波改性）和生物改性。

1.4.3.1 化学改性

1.氧化改性

氧化改性是利用氧化剂改变生物质炭表面的含氧官能团数量，增强其表面的亲水性、酸性和极性，提高其对极性物质的吸附性能，但对非极性物质吸附能力降低。常用的氧化剂有 HNO_3、H_2O_2、O_3 和 $KMnO_4$ 等。

氧化改性生物质炭的部分研究成果如表 1-4 所示。

表 1-4 氧化改性生物质炭的部分研究成果

氧化剂	改性结果
$KMnO_4$	亲水基团如 C=O 和 C=OH 的含量有所增加，提高了椰壳活性炭对甲醛的吸附能力
HNO_3 $(NH_4)_2S_2O_8$ $KMnO_4$	对 NH_3 吸附容量都显著增加，其中经过 $(NH_4)_2S_2O_8$ 改性的活性炭对 NH_3 吸附量最大
HNO_3	改性后活性炭表面含氧官能团数量增加，亲水性增强，吸附铅离子的活性位点数量增加，使得活性炭的吸附能力提高 2.5 倍
H_2O_2	改性煤质柱状活性炭表面含氧官能团增加，比表面积增大，当 H_2O_2 体积分数为 15% 时，改性活性炭对三甲胺的吸附量相比改性前提高了 281.5%
HNO_3	龙眼壳改性活性炭对水溶液中 Pb^{2+} 的吸附性能提高了 16.4%
O_3	改性活性炭能够提高其表面含氧官能团含量，从而提高对 Hg 的吸附量

2. 还原改性

还原改性是利用还原剂在一定温度下对生物质炭进行改性，使其表面碱性官能团数量增加，提高生物质炭表面的碱性、非极性和疏水性，进而增强其对非极性物质的吸附能力。常用的还原剂有 H_2、N_2 和 NH_3。

还原改性生物质炭的部分研究成果如表 1-5 所示。

表 1-5 还原改性生物质炭的部分研究成果

改性方法	改性结果
不同温度下通入 N_2 进行改性	还原改性能提高椰壳活性炭表面的孔隙数量和比表面积，尤其是在 600 ℃ 下其比表面积提高效果最显著，但还原改性却使其酸性官能团分解，氧元素含量降低
经过高温 N_2 处理的椰壳活性炭浸渍在氨水中	改性生物质炭的比表面积、孔隙数量、表面非极性均增加；当 N_2 处理温度为 500 ℃，氨水质量分数为 15% 时，其表面非极性显著提高
通过 NH_3 和水蒸气混合气体还原改性	改性后活性炭表面微孔孔隙增大，含氮基团数量有一定的增加，吸附性能增强

改性方法	改性结果
N₂、NH₃	改性后的无烟煤基、长焰煤基、褐煤基和椰壳基活性炭孔结构有一定程度的发育，表面的碱性官能团含量增加，椰壳基活性炭对苯吸附量显著增加，而且 NH₃ 改性比 N₂ 改性更能提高活性炭对苯的吸附性能，但改性后的煤基活性炭表面含氧官能团相对较少，改性前后苯吸附值变化不大
氨水	改性后活性炭孔隙结构基本没有变化，但在活性炭表面上有含氮官能团，提高了对水溶液中汞离子的吸附去除率

3. 酸改性

酸改性是通过去除矿物元素来提高吸附剂的酸性的，从而提高生物质炭的亲水性。较低浓度的酸能使生物质炭的碱度降低，有效地降低生物质炭的灰度，而表面没有形成大量的含氧官能团；较高浓度却具有较强氧化能力的酸能使生物质炭表面形成大量的含氧基团，表面极性增强，有利于吸附一些极性物质。

酸改性生物质炭的部分研究成果如表 1-6 所示。

表 1-6　酸改性生物质炭的部分研究成果

改性方法	改性结果
磷酸改性	质量分数为 60% 磷酸改性秸秆基活性炭在吸附时间 30 min、亚甲基蓝溶液体积 40 mL、活性炭投加量 0.4 g、温度 70 ℃时对亚甲基蓝的清除率最好
硝酸、磷酸、草酸和乙酸	改性后的兰碳基活性炭能显著提升对焦化废水的吸附效果，无机酸改性较有机酸改性更好，硝酸改性效果最佳
硝酸	改性后的活性炭表面含氧官能团与 Cd（Ⅱ）发生络合作用，提高其吸附性能，吸附过程符合 Langmuir、Freundlich 模型

姚瑶等进行了酸（包括硫酸、磷酸、硝酸）改性活性炭的制备及其去除水溶液中 Cr（Ⅵ）的研究，确定了酸改性活性炭的最佳制备工艺条件和吸附去除 Cr（Ⅵ）的最佳吸附条件，同时对其吸附机理进行了初步探讨。通过 SEM、零点电荷分析 Boehm 滴定实验对原炭（如图 1-4 所示）及三种酸改性炭进行表征，结果表明，改性炭的表面都变得更粗糙，孔洞数量显著增加，许多本身

浅显的孔洞均向内部大大延伸，使得内部面积增大（如图 1-5 所示）；改性炭的零点电荷 pH_{PZC} 均显示为酸性且低于原炭；改性炭表面的酸性基团等含量较原炭均有所增加，从而使得改性炭表面极性增强，亲水性增强，对亲水性重金属离子的吸附能力增强。此外，Cr（Ⅵ）会直接与改性炭表面的含氧酸性官能团发生络合作用，这都有利于对 Cr（Ⅵ）的吸附。

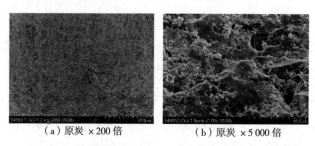

（a）原炭 ×200 倍　　　　　　（b）原炭 ×5 000 倍

图 1-4　原炭电镜照片

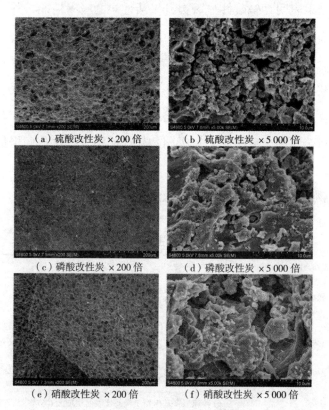

（a）硫酸改性炭 ×200 倍　　　　　（b）硫酸改性炭 ×5 000 倍

（c）磷酸改性炭 ×200 倍　　　　　（d）磷酸改性炭 ×5 000 倍

（e）硝酸改性炭 ×200 倍　　　　　（f）硝酸改性炭 ×5 000 倍

图 1-5　不同的酸改性后电镜照片

4. 碱改性

碱改性一般是指利用碱处理生物质或直接处理生物炭，从而达到改性的目的。碱处理（NaOH 或 KOH）可以从生物炭表面去除灰分，并且增加了生物炭的表面积、孔体积和表面官能团的数量。

张梦竹等研究了碱改性活性炭表面特征及其吸附甲烷，选用微孔发达、表面具有多种活性基团、吸附容量高、灰分低的椰壳活性炭山作为吸附剂。结果显示，改性处理明显改变了活性炭的表面结构和性质，活性炭的比表面积和孔容随碱的浓度的增加而增大。与未改性的活性炭相比，甲烷在活性炭上的吸附量提高了 24%。活性炭的表面特性与甲烷的吸附量之间有显著的相关性，增加比表面积和孔容，减少表面的含氧基团有利于甲烷的吸附。陈益清等利用 NaOH 对生物质炭进行改性，并研究其对丁酮、乙酸乙酯、甲苯和四氯化碳的吸附性能，结果表明，碱改性显著提升了活性炭的吸附性能，并且活性炭的吸附量与比表面积成正相关，而与孔径、孔容的相关性较弱。

5. 金属负载改性

金属负载改性的原理基本通过活性炭的还原性和吸附性，使金属离子在活性炭的表面优先吸附，再利用活性炭的还原性将金属离子还原成单质或低价态的离子，通过金属离子或金属对被吸附物较强的结合力，从而增加活性炭对被吸附物的吸附性能。

金属负载改性生物质炭的部分研究成果如表 1-7 所示。

表 1-7　金属负载改性生物质炭的部分研究成果

改性方法	改性结果
Cu^{2+} 负载椰壳活性炭	改性后生物质炭对噻吩的饱和吸附量（2.37 mg/g）是未改性的 1.4 倍，吸附脱除效果显著提高
Ag^+、Cu^{2+}、Cr^{3+}、Ni^{2+}、Co^{2+} 和 Zn^{2+} 负载改性	改性活性炭纤维对二苯并噻吩 – 正辛烷吸附脱硫效果显著优于未改性的，其中 Zn^{2+} 和 Ag^+ 改性后的活性炭纤维脱硫率高达 97.55%
Zr 改性	当氟化物浓度为 2.5 mg/L、吸附时间为 180 min 时，改性活性炭对氟化物去除率为 94.4%
Fe^{3+}、Mn^{2+}、Mg^{2+} 负载改性	改性花生壳基生物质炭的比表面积增大 6.67 ～ 12.6 倍、孔容增加 3.30 ～ 6.00 倍，并显著增强了对硝态氮的吸附性能，吸附量较改性前增加了 11.5% ～ 17.1%

6. 等离子体改性

等离子体表面改性是近年来发展很快的一种节能、高效的材料表面改性技术，利用离子、电子和活性粒子的等离子体与生物质炭表面的相互作用，在保持材料本身优良性能的前提下改变其表面微观物理化学特性，改性效果主要与放电功率、时间、压力和远程距离等因素有关。吴光前等研究发现氧等离子体改性竹活性炭对苯胺的吸附性能高于未改性的竹活性炭，并且改性竹活性炭表面的微观物理结构产生了轻微破坏，表面零电荷点（pH_{PZC}）显著下降，羧基和酚羟基的数量显著增加。

不同化学改性方法的对比如表 1-8 所示。

表 1-8　不同化学改性方法的对比

改性方法	效果	优点	缺点
氧化改性	提高含氧官能团数量	表面的亲水性、酸性、极性增加，增大表面积，增强对极性物质的吸附性能	对非极性物质吸附能力降低
还原改性	提高含碱性官能团数量	增强表面的非极性，提高对非极性物质的吸附性能	对极性物质吸附能力降低
酸碱改性	改变表面官能团数量和种类	能够得到针对某类物质吸附的专用生物质炭	比表面积减少
负载金属改性	调控表面基团类型	提高对金属离子的吸附性能；再生性和重复性利用好	对不同物质吸附需负载不同的原子和化合物
等离子体改性	表面处理	高效、快速、多功能、可大面积工业化运行	运行成本高，不易控制

1.4.3.2　物理改性

物理改性法主要是通过高温煅烧、紫外辐射、微波、球磨法等途径使生物炭的孔隙结构、比表面积、含氧表面官能团等产生变化以达到提高生物炭性能的目的。徐江海等在氮气气氛下对生物质炭进行 1 000℃高温热处理，结果发现经高温处理后的生物质炭比表面积和孔容有所增加，而表面酸性基团数量减少；Heidari 等研究发现生物质炭经过 400℃和 800℃的改性后，其比表面积和微孔容积均有所增加；侯剑峰等研究高温对椰壳生物质炭表面性能的影响，结果表明高温改性后的生物质炭比表面积由未改性的 918 m^2/g 增加到 2 544 m^2/g，同时表面孔径分布得到了优化；李桥等研究发现椰壳生物炭经过 365 nm 的紫外线照射改性后，其表面的含氧官能团与外比表面积均有所提高；Nabais 等研究表明，微波处理活性炭纤维的微孔容积和尺寸减小，并且表面生成吡咯酮基团；刘文卿等研究了微波改性后的生物质炭对含磷废水的吸附效果，结果表明，微波强化改性后的生物质炭孔容增大，对磷的吸附能力增强；球磨法在改性生物炭上的应用目前还处于起步阶段。Lyu 等用玉米秸秆制备的生物炭通过球磨法改性后，其生物炭比表面积大幅增加。

1.4.3.3　生物改性

生物改性法是使生物炭表面附着微生物，从而使生物炭具有更强的吸附能力。张惠利用秸秆制备了生物质材料，经有效微生物群菌和聚磷菌进行生物改性，发现改性后的生物质炭材料对氨氮的去除率明显比未改性的高。陈诚设计出以培养高效降解细菌为主要微生物的生物活性炭（BAC, biological active carbon）装置，并与光催化氧化装置进行组合，深度处理活性艳红 X-3B 废水。Alfredo 等筛选出一种能够有氧降解偶氮染料酸性橙的微生物，并构建了 BAC 装置，能够有效处理偶氮染料废水。目前，用生物法得到改性生物炭大多是关于去除水中氨氮的研究。

1.4.4　磁性生物炭的制备方法

磁性生物质炭的合成过程即给生物质炭原材料增加磁性的过程，增磁的方式可以分为两种：一种是在磁性纳米材料合成的过程中添加成品炭材料，即两步合成；另一种是待磁性纳米颗粒制备好以后再加入生物质原材料作表面修饰或者进行包覆，即一步合成。以上两种制备类型可归纳为以下几种制备方法。

1.4.4.1　化学共沉淀法

化学沉淀法是一种典型的用来合成磁性生物质炭材料的方法。其中，在单独制备磁性氧化铁的过程中，磁性氧化铁颗粒容易发生颗粒分布不均匀的现象。将其用于制备磁性生物质炭，过程如下：通常是将已经处理过的生物质原材料经过活化、炭化等步骤后得到的生物质炭材料，转移到含有 Fe^{2+} 和 Fe^{3+}

的混合盐溶液中，然后在无氧条件下，调整溶液 pH 在碱性范围内，最后升温热解即可制得磁性生物质炭复合材料。磁性氧化铁的颗粒大小与形状可以通过调节温度、pH 等反应因素来改变。该方法操作方便，反应较为迅速。Chen 等以废弃的橙子果皮和磁铁矿分别作为生物质炭材料和磁性介质的来源，将橙子果皮粉末加入 Fe^{2+} 和 Fe^{3+} 比例为 $1:1$ 的盐溶液中，用 NaOH 调节溶液为碱性，之后再进行不同设定温度下的高温烧结，分别得到了不同煅烧温度的磁性生物炭材料。

1.4.4.2 水热法

水热反应通常发生在密闭的环境中，以反应釜作为常用的反应容器，以水作为常见的反应介质（溶剂），条件为高温（130～250℃），高压（0.3～4 MPa）。在磁性纳米颗粒的制备过程中加入成品炭材料，能够使在通常情况下较难溶解的物质开始溶解，反应之后形成理想的磁性炭复合材料。不同的水热环境得到的磁性炭材料，其晶面完整度和形貌也不相同。水热法制备磁性生物质炭，通常需要考虑反应溶剂、反应温度、反应时间等可控条件。比如增加磁性生物质炭在反应釜中的反应时间可以增大负载颗粒的尺寸。溶剂热法以水热法为基础，以有机溶剂或非水溶剂作为反应溶剂，并且与水热法相比较，能有效避免表面羟基的产生。

1.4.4.3 微波加热法

微波加热法是一种常用于制备金属氧化物、沸石、多孔类纳米复合材料的新兴方法，可以在功率允许的范围内对材料内层和外表面同时进行快速微波照射。该方法可以将反应时间由几小时缩短为几分钟，同时有助于降低副反应发生的概率，使合成材料的维度和组成更加统一。用微波加热法合成磁性生物质炭复合材料，主要是利用高温对复合材料的孔径、表面积、表面官能团等一些理化性质进行调整，发生物理改性的同时也发生了化学改性过程，反应速率快，使其理化性能有所提升。

1.4.4.4 一步法

一步法与以上方法的不同之处在于该方法是在生物质炭材料的制备过程中

加入磁性材料，而不是在成品生物质炭的基础上增加磁性。Zhang 等首次采用一步法制备以花生壳为炭源的磁性活性炭（MPSAC），首先将生物质原材料花生在 K_2CO_3 和 Fe_3O_4 同时存在的条件下搅拌混合均匀，之后经过多次不同温度的高温加热得到 MPSAC 复合材料。

除上面介绍的几种方法外，还有一些方法也可以用来制备磁性生物质炭复合材料，如溶胶凝胶法、高温热解法、模板法、浸渍法、电弧放电法等。随着磁性材料与生物质炭材料之间的结合方式越来越多，今后将会有更多的新技术与新方法被发掘用于研究磁性生物质炭复合材料。

1.4.5　生物质炭材料在环境治理中的应用

1.4.5.1　生物质炭去除水中重金属

生物质炭对水中重金属的去除机理可能包括共沉淀、官能团络合、静电吸附以及离子交换等多种耦合作用（如图 1–6 所示）。生物炭的内源含氧阴离子可以通过沉淀作用固定重金属，此外，其表面的负电荷与官能团可以通过静电吸附与络合作用对重金属进行吸附固定。不同的生物炭废水中同种重金属的吸附去除机理不同（见表 1–9），去除效果与 pH、温度、污染物初始浓度、离子强度、吸附剂的性质（如比表面积、表面活性基团的数目、表面电荷）等有关。生物炭的吸附行为可以影响和改变污染物在环境中的迁移转化和生态效应。

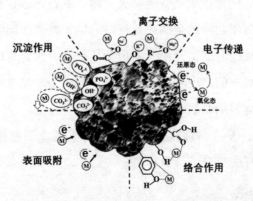

图 1–6　生物质炭固定重金属的可能机理示意图

表1-9 生物质炭去除水中重金属研究进展

生物质炭种类	用量 /(g/L)	去除重金属范围 / (mg/g)	初始浓度	去除效率 /%	去除机制
500℃芹菜生物炭	5		400 mg/L	97.7	沉淀、离子交换、官能团络合
500℃蔗渣生物炭	2		233 mg/L	约80.0	沉淀、官能团络合
500℃橘皮生物炭	6		300 mg/L	30.0～40.0	沉淀、离子交换、官能团络合
400～800℃玉米秆生物炭	0.6	Pb （35.0～152.0 mg/g）	100 mg/L	81.7～89.1	沉淀、离子交换
300～900℃小麦秸秆生物炭	0.8		100 mg/L	30.6～91.2	—
500℃污泥生物炭	5g/L		550 mg/L	41.2	沉淀、离子交换、官能团络合
500℃木屑生物炭			550 mg/L	39.3	
500℃污泥生物炭	0.8		100 mg/L	32.3	—
550℃油菜籽生物炭				约18.9	
550℃芒草生物炭	2		50 mg/L	约13.7	官能团络合
550℃小麦生物炭		Cd （2.6～40.4 mg/g）		约12.4	
550℃牛粪生物炭	2.5		160 mg/L	约48.9	官能团络合、表面吸附
550℃木屑生物炭				约55.5	
350℃牛粪生物炭	5		0.2 mmol/L	约70.0	官能团络合、沉淀
350℃木屑生物炭				约57.0	
200～350℃坚果壳生物炭	2		500 mg/L	约1.1	离子交换、官能团络合
550℃猪粪生物炭	2		50 mg/L	40.3	—
350℃牛粪生物炭	5	Zn （2.8～32.1 mg/g）	5 mmol/L	49.4	官能团络合、沉淀
550℃牛粪生物炭	2.5		160 mg/L	23.0	官能团络合、表面吸附
550℃木屑生物炭				19.1	
200～350℃坚果壳生物炭	2		500 mg/L	15.6～20.4	离子交换、官能团络合
550℃猪粪生物炭	2	Cu （0.7～51.0 mg/g）	2 mg/L	约65.8	—
350℃牛粪生物炭	5		5 mmol/L	62.4	官能团络合、沉淀
300～700℃菊芋茎生物炭	0.2		25 mg/L	8.9～11.6	沉淀、官能团络合、吸附、还原

生物质炭种类	用量/(g/L)	去除重金属范围/(mg/g)	初始浓度	去除效率/%	去除机制
300℃污泥生物炭	4g/L	Cr（0.1～25.0 mg/g）	0.16 mg/L	约89.3	—
300℃秸秆生物炭				37.8	
400～800℃花生壳生物炭	2.5		50 mg/L	52.3～82.1	还原、官能团络合
300℃蔗渣生物炭	2		100 mg/L	95.8	还原、官能团络合
350℃花生壳生物炭	2.5		100 mg/L	约100	还原、官能团络合
550℃猪粪生物炭	2	As（0.0～6.3 mg/g）	1.5 mg/L	约83.8	—
300℃污泥生物炭	4		0.09 mg/L	约53.2	内源铁参与固定
300℃秸秆生物炭	1			6.5	
300～700℃紫苏叶生物炭			7 mg/L	55～90	表面吸附

为了进一步强化生物质炭对重金属的去除效果，学者们通过在生物炭表面负载金属的方法，制备了复合生物质炭，显著提升了其对重金属的去除能力，相关研究受到了广泛关注（见表1-10）。

表1-10　复合生物质炭对水重重金属的去除机理研究进展

复合生物质炭的制备	去除的重金属	去除机理
秸秆、蔗渣、花生壳、草渣浸渍含铁溶液后600℃热解	Cr	还原、官能团络合
300～700℃热解制备稻壳生物炭后负载零价铁		还原、共沉淀
600℃热解制备污泥生物炭后负载零价铁		吸附、还原、共沉淀
木屑浸渍 $FeCl_3$ 溶液后600℃热解	As	表面吸附
秸秆浸渍 $FeCl_3$ 溶液后600℃热解		表面吸附、共沉淀
咖啡粉末浸渍 $FeCl_3$ 溶液后700℃热解		静电吸附、官能团络合
600℃热解制备玉米秆生物炭后负载纳米 Mn-Fe 二元氧化物颗粒	Cd、Cu	官能团络合
450℃热解制备树叶生物炭后负载纳米 γ-Fe_2O_3-SiO_2	Pb	吸附、共沉淀
600℃热解制备污泥生物炭后负载纳米 γ-Fe_2O_3-SiO_2		

1.4.5.2 生物质炭去除水中的有机污染物

生物质炭吸附水体中的有机污染物主要是依靠其高比表面积和微孔性，其对有机化合物的吸附可通过以下方式进行：孔隙填充、扩散和分配、疏水作用、芳香-π和阳离子-π相互作用、静电作用以及氢键结合。

生物质炭对有机污染物的去除效果受到生物质炭原料、碳化温度、有机污染物的性质、吸附环境等影响。不同生物质炭的性能、吸附机制都不尽相同，目前生物质炭由于其廉价高效的特点，被广泛用于农药和多环芳烃、有机溶剂、酚类物质、菲和硝基苯的去除和印染染料脱色等污水有机污染物的去除中。

生物质炭去除有机污染物的研究进展如表1-11所示。

表1-11　生物质炭去除有机污染物的研究进展

生物质炭的原料	改性方法	研究结果
竹子	化学改性、热处理改性	化学改性会提高生物质炭的亲水性，导致其对糠醛的吸附能力降低；热处理后的生物质炭具有疏水性，吸附性能得到提升，其对糠醛的最大吸附量可达253.2 mg/g
桉树锯木屑	酸改性	柠檬酸、酒石酸和乙酸改性的生物质炭，对水溶液中亚甲基蓝的最大吸附量分别为178.57 mg/L、99.01 mg/L和29.94 mg/g。其吸附性能的提升是由于在生物质炭表面引入羧基官能团，为亚甲基蓝提供了更多的吸附位点
微藻（小球藻、衣藻和空星藻）		小球藻生物质炭的吸附性能最好，对硝基酚的最大吸附能力可达204.8 m²/g，经分析发现，小球藻制得的生物质炭表面含有更多的含氧官能团（羟基、羧基、醛和酮基团等），可为硝基酚提供更多的吸附位点
废弃茶渣	碱改性	TBC-700材料表面有丰富的孔状结构，比表面积为768.07 mg/g，较未改性材料的比表面积提高了约143倍，对双草醚的去除率最高可达98.67%
芦苇秸秆		生物炭对菲的吸附在60 min时达到平衡，之后吸附量和去除率缓慢下降，最大去除率为81.87%
橘子皮	酸性	对亚甲基蓝和罗丹明B表现出极佳的吸附脱色能力，当溶液中同时存在两种染料时，材料对罗丹明B的吸附性能更好
椰壳	酸性	材料对刚果红的整个吸附过程为化学吸附，酸性条件有利于吸附的发生，吸附量为6.7 mg/g，吸附量较小的原因是椰壳较为致密，制备得到的炭材料孔径较小，对大分子染料吸附欠佳
大豆秸秆和花生壳		700℃制备的生物炭比表面积分别为420 m²/g和448 m²/g，而300℃制备的生物炭只有6 m²/g和3 m²/g，其中大豆秸秆的吸附量达32.02mg/g，三氯乙烯吸附量与碳含量成正相关，与吸附剂的氧含量成负相关

不同类型生物质炭对同种有机污染物的处理效果也不尽相同。王子莹等研究了用松树木屑和猪粪便制备的两种生物炭对除草剂乙草胺吸附效果，结果表明，原料来源与炭化温度对生物炭的理化性质无明显影响，灰分含量较高的猪粪生物炭对乙草胺的吸附效果优于松树木屑生物炭。

1.4.5.3 生物质炭及改性炭对土壤污染的修复机理

不同改性生物质炭根据其特性运用于相应的土壤污染修复，通过改性调节生物炭的理化性质，以达到最佳的修复效果（见表1-12）。根据不同原料和方式改性得到的改性炭对土壤中的某些重金属具有更强的吸附特性，例如，壳聚糖改性炭对土壤中的铅、铜和镉的吸附作用均比未改性的生物炭强。董双快等利用棉花秸秆生物炭通过 $FeCl_3 \cdot 6H_2O$ 改性制备的改性炭做盆栽试验，改性炭降低了土壤中水溶态砷的含量，促进铝结合态砷向残渣态砷的转化。张学庆等利用牛粪生物炭加入磷酸钾制得磷改性炭，施入铅、铬复合污染的土壤进行试验，发现改性炭能促进铅、铬的弱酸提取态向残渣态转变，提高土壤的质量。

表1-12 生物炭改性及对土壤污染修复的研究进展

改性剂类型	具体实例	对土壤污染中主要修复功能
氧化改性法	$CaCl_2$ $FeCl_3$ $MnSO_4$	作为活化剂使微孔分布集中，孔隙结构可以控制，使金属氧化物或氢氧化物负载在生物炭表面，以提高生物炭对某些阴离子的吸附能力，对甲醛、苯和甲苯等挥发性有机化合物气体吸附具有较高的市场前景
还原改性法	K_2CO_3 CO_2 NH_3	使其表面含氧碱性官能团和羧基官能团数目增加，表面非极性增强。氨气改性使含氮量和碱性基团数量增加，由于氮原子外层空轨道使多数含氮基团具有配位作用，有助于官能团的络合配位。对阳离子如重金属离子具有显著的吸附效果
酸表面改性	HCl HNO_3	引入了大量的含氧酸性表面基团，酸性基团羧基、酚羟基明显增加，羰基明显减少，强化对阳离子的吸附性
碱表面改性	KOH NaOH	向生物炭表面引入阳离子，提高羰基含量，强化对阴离子的吸附性
吸附剂改性	壳聚糖纳米复合材料	利用吸附剂与生物炭制备复合材料，利用吸附材料本身的结构特性或表面官能团来增加生物炭的吸附位点，实现生物炭复合材料更强的吸附能力

生物炭及其复合材料因其独特的表面结构使其可通过物理或化学等作用吸附土壤中的重金属（如图1-7所示），限制其在生态系统中的迁移与传递过程，进而改善土壤理化性质，因此生物炭在土壤污染治理方面的应用研究越来越多地引起关注。重金属在土壤中的富集会对生物健康和生态环境造成严重威胁，土壤中的重金属形态决定了重金属的毒性和环境行为。生物炭通过吸附污染土壤中的重金属（如 Cd、Cu、Pb、Cr、As 等）来达到降低重金属在土壤中的迁移性和生物有效性的目的。

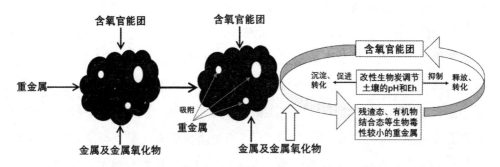

图 1-7　生物炭与改性炭对重金属污染土壤的修复机理

1.5　多孔炭材料及其在环境治理中的应用

多孔炭材料是指具有大量的一定尺寸孔隙结构的炭材料。根据国际纯粹与应用化学联合会（IUPAC）定义，按照多孔炭材料孔径尺寸可将其分为三大类：孔径小于 2 nm 的称为微孔，如沸石、活性炭等；孔径尺寸范围介于 2 ~ 50 nm 之间的被命名为介孔炭材料，如 SBA 系列、M41S 系列等；孔道尺寸比 50 nm 大的称为大孔炭材料，如气凝胶、多孔陶瓷等。通过传统制备方法制备的微孔材料孔径较小，对于直径较大的分子，无法进入材料的内部孔隙，限制了其在许多领域的应用。大孔材料孔径过大，使大分子容易迅速脱离孔道，并且具有孔径分布过宽的缺点。

1.5.1 多孔炭材料的制备方法

多孔炭材料具有可控的孔隙结构和表面化学性质，被广泛应用于催化、吸附分离、传感、电化学等领域，通过改性、掺杂等方法可以进一步改善多孔炭材料的性能，提高其应用价值。其中氮是炭材料掺杂的理想元素，通过氮掺杂可以有效地改善炭材料的物理、化学等性质。目前，多孔炭材料制备方法主要有模板法、化学气相沉积法、活化法和高温热分解法等。

1.5.1.1 模板法

1. 硬模板法

硬模板法以现有的且孔隙构造和成分已知的硬质材料作为模板，将前驱体通过物理或化学方法填充到硬模板的孔隙中，经过碳化使碳原子固定在硬模板上，最后使用物理或化学反应将孔隙中的硬模板移除，以获得具有特定孔结构的多孔炭材料。早在 1982 年就提出了硬模板法合成多孔炭材料的概念。硬模板指结构刚性的物质，如硅基材料、金属氧化物和硫化物材料等。硬模板法制备多孔炭材料的整个制备过程可以分为硬模板的选择或制备、碳前驱体填充、高温碳化、硬模板的去除等步骤，合成周期漫长，操作的每一步都是整个制备过程的关键。

2. 软模板法

为了避免硬模板法的去模板、过程复杂耗时、成本高等缺点，研究人员借鉴硬模板法研究出了一种新的软模板法，以有机超分子作为模板剂，通过模板剂与碳前驱体之间的非共价键有机—有机自组装的作用来制备多孔炭材料。它与硬模板的最大区别在于模板剂的制备，软模板是基于分子层次合成，利用氢键、亲 / 疏水作用力、离子配位等作用力来构筑多孔材料的。软模板法中模板与碳前驱体之间反应溶剂、反应物比例和温度等合成条件对化学反应的影响在多孔炭材料的制备过程中起着关键作用。使用软模板法成功合成多孔炭材料的关键因素：前驱体能够自组装形成纳米结构，存在至少一种成碳的组分和一种造孔的组分；造孔的组分能够承受碳化所需的温度，成碳组分能够在分解和去除造孔组分时保持其纳米结构。

1.5.1.2　化学气相沉积法

化学气相沉积法是反应物质在气态条件下发生化学反应，生成固态物质沉积在加热的固态基体表面，进而制得固体材料的工艺技术，是近几十年发展起来的制备无机材料的新技术。研究者以各种硅基多孔材料为模板，通过化学气相沉积制备多孔炭材料。

1.5.1.3　活化法

活化法目前已经被广泛应用于多孔炭材料的制备过程，主要包括化学活化法、物理活化法和催化活化法。活化法中所谓的活化是指材料中的碳原子与起活化作用的活化剂发生反应，从而使碳材料中产生大量的孔隙，并伴随着重量的损失和比表面积、孔体积等急剧增加。由于活化过程控制多孔炭孔结构，直接决定所制备的碳材料的性能，所以活化过程是制备多孔炭材料的关键步骤。

1. 化学活化法

化学活化法是先将作为前躯体的原料进行分类处理，然后进行粉碎，再将化学活化剂加入预处理过的原料中均匀混合，再将混合物在惰性气体条件下加热，这样可以使原料在碳化过程的同时进行活化。采用的活化剂主要是酸（如 H_3PO_4、HNO_3）、碱（如 KOH、NaOH）、碱金属的碳酸盐（如 Na_2CO_3、K_2CO_3）、碱土金属的氯化物（如 $ZnCl_2$），等等。酸类活化剂中 H_3PO_4 最常用，活化的优点是活化能力强、活化效率高。碱性活化剂中 KOH 应用最为广泛，科研工作者在这方面做了大量研究工作。K_2CO_3 和 $ZnCl_2$ 是化学活化中常用的盐类活化剂。化学活化剂的作用机理较为复杂，目前主要存在两种观点，第一种观点认为活化剂与原料中碳原子发生化学反应而形成发达的孔结构；第二种观点则认为活化剂在活化过程中起到催化作用进而影响热解过程。虽然活化剂的作用机理未能达成共识，但是可以得出共同的结论就是活化剂能使原料形成发达的孔隙。

2. 物理活化法

物理活化的活化剂通常采用氧化性气体，如 CO_2、水蒸气、水蒸气 /CO_2 空气 / 氧气等。在高温下，活化剂可以使碳原子部分气化，使碳材料内部形成新的孔隙或者使原来的孔隙扩大，从而大大增加碳材料的比表面积和孔体积。在实际应用中，为了防止局部过热导致活化不均匀和过大的碳消耗率，物理活化通常采用混合活化剂进行活化，如将 CO_2 与水蒸气或氧气交替进行活化或者混合后进行活化。

3. 催化活化法

催化活化法是在碳材料中加入金属化合物以增加在活化过程中内表面的活性部位，在活化过程中，由于碳原子的气化反应发生在金属原子周围的活性位点上，所以碳原子在金属原子周围优先发生氧化反应，这就使得碳材料具有孔结构，生成了多孔炭材料。通常也可以在碳材料中添加金属化合物或将在金属无机盐溶液中浸渍后的碳材料干燥除去溶剂，再碳化活化。

1.5.1.4　高温热分解法

高温热分解法主要包括碳化物热分解法、有机物和生物质热分解法。20 世纪 60 年代第一次报道了将碳化硅在真空条件下 2 000 ℃热分解形成了碳化物热分解法的实例；20 世纪 80 年代 Iijima 研究了在高真空电子束照射下碳化硅的热分解过程，石墨在所得到的产物中被检测和观察到。除碳化硅外，许多其他金属碳化物都可以在高温下分解为碳，如碳化铝在惰性气体保护下常压 2 400 ℃热分解就可以得到石墨晶体。将高分子材料等有机物、动物骨和植物等作为碳源，经过高温热分解制备多孔炭。季倩倩等使用壳聚糖为原料经过直接碳化来制备多孔炭，并通过实验说明所制备的多孔炭具有较好的电化学性能，对于作为超级电容器和锂离子电池的电极材料具有潜在的应用价值。

1.5.1.5　卤素侵蚀法

以不同的碳化物为前驱体的卤素侵蚀法，是在不同的温度下将侵蚀剂与碳化物反应制备多孔炭材料。侵蚀剂主要有卤素、卤素化合物、卤素/氢气、卤素/卤素化合物，在众多侵蚀剂中以氯气应用最多。Indrek 等以 WC 为原料，氯气为侵蚀剂，在 700 ～ 1 100 ℃下进行反应；Xu 等以 TiC 为原料，氯气为侵蚀剂，研究了球磨时间对生成的多孔炭材料微观结构的影响。

1.5.2　多孔炭材料的表征技术

1.5.2.1　扫描电子显微镜

扫描电子显微镜（SEM）有景深长、视野广、图像富有立体感等特点，在纳米碳材料的表层和断层的分析中应用广泛。SEM 除了能够对产物的形貌和粒径进行说明之外，对碳材料的排列方式、周期性结构也能进行直观的展现。使用激光刻蚀技术对碳纳米管表面进行处理，使用化学沉积技术将碳纳米球与碳纳米管进行组合制备蜂窝状碳纳米材料，利用扫描电子显微镜扫描得到的产品数据对激光的刻蚀深度与等离子强度进行调节，最终得到致密的碳纳米管阵列膜，同时通过分析扫描电子显微镜的图像研究碳球的用量和粒径大小对碳纳米管阵列膜蜂窝周期结构和表面形态的影响。

综上所述，SEM 在碳纳米材料研究领域不仅仅是一种表征手段，同时也是研究碳纳米材料制备方法的指导方法，通过扫描图片可以明确制备条件对产物表面形貌、排列方式的影响，从而快速寻找到便捷高效的合成方法。

1.5.2.2　透射电子显微镜

透射电子显微镜（TEM）能够克服 SEM 无法检测到纳米碳材料内部结构的弊端，同时能够检测到内部细微结构，对描述材料化学键和基团种类等机理研究是有益的补充。使用 TEM 研究以四氧化三铁为磁性核心水热碳化壳聚糖沉积合成的磁性碳纳米材料，通过透射电镜可以清晰地看到磁性核心均匀分散在壳聚糖碳化后形成的球状碳纳米材料中，壳聚糖形成的碳化物结构规整、表面疏松。研究在氮气气氛下使用催化剂和共沉淀法，将有机气体高温催化合成碳纳米管，制备工艺较成熟，但是实际操作过程中设备参数对产品性能会产生重要影响。

1.5.2.3　高分辨透射电子显微镜

为了提升普通活性炭的经济价值和拓展活性炭的应用范围，在活性炭的孔道中修饰季阳离子制备复合多孔炭纳米材料，使用高分辨透射电子显微镜对活性炭、活化活性炭、改性活性炭进行结构对比，能够看到普通活性炭的微孔结构和活化后活性炭微孔结构的数量和孔表面积的变化情况。在研究中空碳纳米笼和层状结构石墨烯的制备方法时，首先探究裂解喷射的设备参数和反应物用量等因素对产物结构的影响。通过高分辨透射电子显微镜对不同温度和不同反应物用量制备的材料进行检测，可以发现不同温度下制备的碳纳米笼都具有中空结构，但是反应温度过高会导致碳纳米笼的石墨烯层发生断裂，外径尺寸减小。

1.5.2.4　能量色散 X 射线

能量色散 X 射线光谱根据检测物质产生的 X 射线的波长和谱线强度可以测定碳材料元素种类和含量。在对高温催化热解制备的碳化物进行能量色散 X 射线光谱分析时，就发现溶剂类型和反应釜的材料类型会影响产物中的元素种类，从而揭示之前产物中出现反应物未含有的元素的原因，促进了碳纳米材料制备方法的改进。

1.5.2.5　X 射线光电子能谱分析

X 射线光电子能谱分析是研究碳纳米材料化学键断裂重组的重要手段。使用一种全新的直流电弧方法制备碳包覆金属的纳米材料，通过对产物进行 X 射线光电子能谱数据对比分析，发现采用新的电弧法制备的碳包覆金属的纳米材料金属核心处于非氧化态与其他制备方法得到的产物基本一致，光电子能谱数据很好地说明了新方法的优势和可靠性。

1.5.3　多孔炭材料的改性

多孔炭材料通过表面改性，在碳材料表面引入官能团，能够有效改善碳材料表面润湿性。目前常用的方法是将 N、B 等杂质原子掺入碳骨架中，使碳层中的石墨微晶平面层产生错位、弯曲、离位等具有不成对电子的缺陷位，同时杂质原子形成局部官能团，使多孔炭材料表面具有酸碱性，以达到提高碳材料电化学性能的目的。多孔炭材料 N 掺杂改性主要分为原位掺 N 和后处理掺 N （表 1–13）。

表 1-13　不同改性方法对比

名　称	方　法	优　点	缺　点
原位掺 N	模板法	结构可控	工艺复杂
	化学气相沉积法	石墨化程度高、结晶性好、氮含量高	温度要求高、制备复杂
	水热法	绿色环保、方便快捷	比表面积与孔体积小
后处理掺 N	氨气后处理法	氮含量高	成本高、毒性大
	化学活化法	比表面积大、孔体积大	氮含量低

1.5.3.1　原位直接 N 掺杂

直接法引入 N 元素是指在原料中加入含 N 的化合物且高温碳化不易分解，氮含量较高。硬模板主要采用富氮的前驱体，如三聚氰胺树脂、脲醛树脂、聚吡咯或聚苯胺等高温碳化得到高氮含量的碳硅材料，溶去硅即得到高氮含量的碳材料。硬模板法得到的碳材料孔径可调，形貌可控，掺杂 N 含量较高。离子液体也可以作为一种新型的含氮的碳源，戴胜等将功能性离子 1- 丁基 -3- 甲基咪唑三氰盐和 1- 乙基 -3- 甲基咪唑硼氰盐直接碳化，制备出微孔介孔氮掺杂的碳材料。

1.5.3.2　后处理掺 N

后处理掺氮，主要是在合成完多孔炭材料后，对其进行表面嫁接、浸渍等处理，再碳化得到氮掺杂的碳材料。高温通入含氮的气体，特别是以 NH_3 处理各种纯碳材料，可以顺利地掺杂 N 原子制备 N 掺杂多孔炭材料。通过不同温度氨化处理得到氮掺杂的有序介孔碳材料，进一步引入微孔到碳材料，用于 CO_2 吸附性能的研究。还有一种常用的后处理方法掺杂碳材料，是在合成的碳材料后，浸渍含氮前驱体，再高温碳化得到高掺氮的碳材料。

1.5.3.3　非氮原子掺杂改性

1. S 掺杂

S 的电负性与 C 很接近，因此掺杂的 S 与 C 之间形成共价键且基本不会发生极化现象。研究发现 S 能够取代石墨烯边界处的 C，并形成硫、硫的氧化物、硫簇环。

2.P 掺杂

由于 P 原子的尺寸较大且电负性略小于 C，因此掺杂 P 后能够扩大石墨层间距和诱导电荷重新分布，从而使其广泛应用于电池和超级电容器中。

1.5.4 磁性多孔炭材料的制备方法

多孔炭材料的高比表面积和大孔容既可以增加接触面积，也可以增加活性位点；磁性纳米粒子具有较强的饱和磁化强度，能够简化分离过程，缩短分离时间。结合多孔炭材料和磁性纳米粒子的优异特性，因此，研究磁性多孔炭材料的制备与应用具有重要的现实意义。

1.5.4.1 金属有机骨架碳化法

三维框架材料——金属有机骨架（MOF）具备成分多样性和结构灵活性，基于 MOF 碳源经过煅烧后制备的磁性多孔炭材料，磁性组分可通过后处理或直接合成的方法引入碳基体，极大地简化了制备过程。以铁、钴、镍基 MOF 制备磁性多孔炭，用于吸附处理环境污染物，便于磁分离，且减少过滤 / 离心步骤，方便回收。MOF 衍生的多孔炭的尺寸、结构、形态和组成是可控的，所获得的碳均匀地掺杂了可以充当活性位点的杂原子，具有出色的化学性和热稳定性、高孔隙率和疏水性，使其能够有效吸附脱除有机污染物。Zhang 等使用金属有机骨架 MIL-100（Fe）作为碳前体，通过碳化和 KOH 活化制备了 3D 磁性多孔炭，其 BET（surface area）比表面积为 318.60 m²/g，强磁响应性为 97.87 A·m²/kg；Del Rio 等以钴基金属有机骨架 MOF-74（Co）为碳前驱体，通过直接碳化合成钴颗粒分布均匀的磁性碳的前驱物（C-MOF-74），合成路线如图 1-8 所示；Mendiola-Alvarez 等使用衍生自钴（Ⅱ）基金属有机骨架为前驱体，通过在惰性气氛下直接碳化，制备了 3 种不同磁性多孔炭材料，发现比表面积范围为 261 ～ 361 m²/g，低于前驱体 MOF 的比表面积，原因可能是碳化过程中结构部分塌陷。

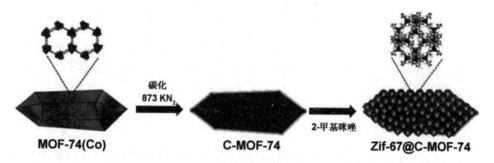

图1-8 基于MOF-74（Co）的碳前体合成ZIF-67@C-MOF-74示意图

1.5.4.2 磁化活化法

磁化是用来赋予多孔炭磁性，以便于分离回收。活化法是一种制备多孔炭材料的传统方法，制得的多孔炭材料多为无序，并且其孔道的形状和孔径较难得到控制。Dai等通过同时磁化活化方法，以乙二胺四乙酸三钾（EDTA-3K）和Fe（NO$_3$）$_2$·9H$_2$O为原料，按比例混合研磨后，通过真空管式炉进行高温热解，随后冷却、洗涤、干燥后即可获得具有微中孔的磁性分级多孔炭（MHPC）。其中具有高石墨化度的MHPC-20，比表面积为1688 m^2/g，饱和磁化强度为3.679 A·m^2/kg，能有效吸附水溶液中的氯霉素。

1.5.4.3 水热/溶剂热法

水热/溶剂热法指密闭体系如高压釜内，以水或其他溶媒为溶剂，在一定的温度和溶液的自生压力下，原始混合物进行反应的一种合成方法。张巧利等利用溶剂热法将Fe$_3$O$_4$原位生成负载于法桐树叶基生物质炭表面，制备得到磁性生物质炭复合材料，结果表明，在溶液pH为10.0的条件下，BAC/Fe$_3$O$_4$对硝基苯酚的吸附量较高，吸附过程符合Langmuir吸附等温线，最大吸附量为246.3 mg/g。

1.5.4.4 共沉淀法

共沉淀法是将预先合成好的多孔炭材料浸渍在磁前驱体溶液中，然后使磁性纳米材料原位沉积在多孔炭材料的孔道中，从而形成磁性多孔炭材料。张璐等以石墨相氮化碳（g-C$_3$N$_4$）为前驱体，通过共沉淀法合成了Fe$_3$O$_4$/g-C$_3$N$_4$磁性复合材料，并对材料进行表征，结果表明，磁性复合材料保持了在紫外区的强吸收，并且增大了对可见光区的吸收波长范围，结构由片状的 $g-C_3N_4$ 和絮状的 Fe_3O_4 颗粒组成，两者质量比为 1∶16 的复合材料表现出最高效的光催化活性和良好的稳定性，主要是由于两者之间的协同作用促进了光生电荷相互分离。

1.5.4.5　一锅法

一锅法反应无须经过中间处理直接制备得到目标化合物，该方法制备的磁性多孔炭将磁性纳米颗粒封装到骨架中，可能更有利于避免磁性物质的浸出或覆盖吸附位点。Tian 等以灌木花为原料、$NaHCO_3$ 和双氰胺为活化剂，通过一锅式热活化制备功能化 N 掺杂多孔炭，其比表面积高达 2 025 m^2/g。结果表明，该多孔炭可有效用于吸附和催化活化过氧化单硫酸盐，用于单系统和二元系统中水性酚和对羟基苯甲酸的降解。

1.5.5　多孔炭材料在环境治理中的应用

1.5.5.1　多孔炭在土壤改良方面的应用

多孔炭表面的含氧基团丰富、吸附性强、化学稳定性高，可以吸附土壤中的重金属、降低除草除虫剂等的毒性，用于修复因污水灌溉而污染的农田、提高农作物的安全质量。此外，多孔炭材料可以帮助土壤固碳、降低土壤呼吸强度，从而降低农业温室气体的排放，其表面极性官能团可以提高土壤持水力、改善土壤结构，能够起到一定的防旱作用。同时多孔炭可以提高土壤中矿物质的含量、调节土壤 pH、强吸附力还能有效降低氮磷硫等营养物质的流失，从而增强土壤肥力、提高农作物产量，被广泛应用于农业生产中。Liu 等通过高温碳化制备竹片和稻草基多孔炭，并将其用于土壤改良中，发现改良后土壤的 pH、有机碳含量和 K 含量均得到提高，其中稻草基多孔炭使土壤有效磷和有效钾连续 2 年显著增加，水稻产量提高 8.5% ～ 10.7%。黄连喜等向土壤中添加不同含量的花生壳生物炭，发现生物炭的最佳施加量为 5 t/hm²，土壤 pH 值提高了 0.3 ～ 0.8，有机碳增加了 4.6% ～ 9.0%，产量提高了 6.4 ～ 43.5 t/hm²，并且能在 16 个月内持续改良土壤，增加蔬菜产量。

1.5.5.2　多孔炭材料在废水处理方面的应用

众多研究证明吸附法是从水中去除污染物的有效技术，其中关键环节是开发经济高效的吸附剂。多孔炭（尤其介孔碳材料）特别适合作为有机化合物的吸附剂，因为这些吸附剂的多孔结构和亲疏水表面特性，增加了对有机污染物的吸附能力。多孔炭具有较大的比表面积与孔体积、丰富有效的孔径控制技术和疏水性调节，使其在吸附应用中具有很大的优势。其中，介孔（2～50 nm）的存在对各种大型有机分子（如有机染料、药物、酶、腐殖酸等）的吸附过程至关重要，它可以增加最大吸附容量并改善吸附动力学。多孔炭的比表面积、孔体积或孔径分布和几何形状是其作为吸附剂的重要考核指标。此外，吸附能力还取决于被吸附物的性质，比如吸附能力、尺寸、立体构型、极性和官能团。多孔炭材料在废水处理方面的研究进展如表1–14所示。

表1–14　多孔炭材料在废水处理方面的研究进展

材料类型	处理效果
玉米须衍生的磁性多孔炭	多孔结构为分析物提供了大量的吸附位点，碳基质表面均匀分布的铁氧化物有助于吸附剂与负载分析物从水溶液中快速分离，对孔雀石绿的吸附性能也显著提升
磁性多孔炭微球	磁性多孔微球的非均相 Fenton 反应体系能够在 40 min 内去除 40 mg/L 的亚甲基蓝，去除性能良好，催化剂循环 10 次后的活性仍较高
磁性多孔炭复合材料	对水中甲基橙的最大吸附容量为 182.82 mg/L，磁分离性能良好，经过 10 次吸附和解吸过程，其吸附能力为 79%，表明其从废水中吸附去除有机染料方面的适用性
松木屑基多孔炭	在 298 K 至 318 K 的温度下，该松木碳对水杨酸和布洛芬的吸附能力分别为 22.70 mg/g 和 10.74 mg/g，比商业活性炭的吸附能力更强
以过期饮料为碳源、KOH 为活化剂制得磁性多孔炭材料	最高比表面积达 1 273 m²/g，在 298 K 下对亚甲基蓝的最大吸附量为 404.73 mg/g
MOF 材料 Al–ICR–6	材料比表面积高达 1 362 m²/g，对水中双酚 A 吸附量可达 326 mg/g
Zn_2SiO_4–ZnO– 生物炭三元复合材料	对水中抗生素甲硝唑具有较好的吸附能力，并且可以通过光催化作用实现污染物的完全降解
CO_3O_4/TiO_2 多孔炭复合材料	对甲基橙的吸附过程符合准二级动力学方程，其吸附能力随着复合材料中 CO_3O_4 含量先增加后减小，C120（5.23% CO_3O_4/48.72% TiO_2/多孔炭）具有最强的平衡吸附量

1.5.5.3 多孔炭材料在气体分离、吸附中的应用

多孔炭因具有高比表面积、低制备成本和容易再生等特点而得到广泛应用，由于其具有疏水性特性，可以极大程度地削弱其对水分子的吸附，并广泛用于气体的吸附与分离，对于减缓温室效应、普及清洁能源，以及治理挥发性有机物都显得尤为重要。

多孔炭材料在气体吸附方面的研究进展如表 1-15 所示。

表 1-15 多孔炭材料在气体吸附方面的研究进展

材料	处理效果
玉米秸秆基磁性多孔炭材料	对烟道气中 HgO 的去除率可达 95.8%，吸附容量为 7 230.8 μg/g
猪皮胶原蛋白为原料制得多孔炭材料	其比表面积和孔容最高分别为 2 799 m²/g 和 1.91 cm³/g，在 298 K 下对 CO_2 的吸附量可达 4.4 mmol/g，在 77 K 下最大 H_2 吸收量为 2.49%
甲壳素为原料制得了负载 Pt 纳米粒子多孔炭材料	对甲烷具有良好的氧化催化效果
MOF-253 置于不同温度下碳化得到 MOFCs	MOFCs 材料的比表面积随着温度的升高呈现出先增加后减小的规律，经 800℃ 下碳化得到的 MOFC-800 多孔炭材料具有最大比表面积（1 087 m²/g）和最佳 CO_2 吸附容量（2.88 mmol/g，293 K 和 0.1 MPa）
不稳定的 $[Zn_3(BTC)_2 \cdot (H_2O)_3]_n$ 直接碳化生成稳定的 MOFs 基多孔炭	多孔炭材料的比表面积和孔容随着碳化温度的升高先增加后减小，经 1 000℃ 碳化的 C1000 样品展现出较高的比表面积（1 492 m²/g）和 H_2 吸附容量（2.0%，77 K 和 0.1 MPa）
ZIF-8 为前驱体，以糠醇为碳源，在 800℃ 和 1 000℃ 下分别碳化，制备了 C800 和 C1000 两种多孔炭材料	C800 和 C1000 的比表面积分别可达 2 169 m²/g 和 3 405 m²/g，而拥有更高比表面积的 C1000 样品，其 H_2 吸附量也更高
ZIF-8 前驱体直接碳化后得到 CZIF-8 多孔炭材料，然后引入铂掺杂的氧化石墨烯（Pt-GO），最终制备出 Pt-GO/CZIF-8 复合材料	当吸附温度为 77 K 时，没有发生氢溢流现象，而 CZIF-8 材料的比表面积（1 170 m²/g）高于 Pt-GO/CZIF-8 材料（860～1 010 m²/g），因此 CZIF-8 材料的 H_2 吸附量（2.0%）大于 Pt-GO/CZIF-8 材料（1.5%）。当吸附温度为 298 K 时，发生了氢溢流现象，尽管 Pt-GO/CZIF-8 材料具有更低的比表面积，但展现了更强的 H_2 吸附性能

1.6 研究背景、目的及意义与研究内容

抗生素作为一种化学治疗药物或抗菌药物，能够对各种病原性微生物或肿瘤细胞具有选择性杀灭、抑制作用。β-内酰胺类抗生素已经成为使用最广泛的一类抗生素药物，由于人们对各类抗生素的大量使用和生产，药物不可避免地通过各种途径进入水体、土壤等中，污染环境，破坏生态，对人类的健康构成了潜在的危害。环境中残留抗生素的清除一直被认为是一个重要的议题。因此，寻找新的、有效的去除环境中残留类抗生素的方法，并且如何快速、灵敏地吸附和分离痕量抗生素有着重要意义。

分子印迹技术具有特异识别性、构效预定性和广泛实用性这三大显著特点。此项技术在许多领域如固相萃取、色谱分离、膜分离技术等方面得到了广泛应用。分子印迹聚合物的制备主要有沉淀聚合、本体聚合、原位聚合、悬浮聚合和表面分子印迹等方法。其中，表面分子印迹技术的提出和发展有效地克服了传统的本体聚合的印迹空穴包埋过深、传质速率和识别效率低、吸附容量小等缺点。因此，基于此项技术开发新型功能聚合物材料用于识别、分离/富集、检测其在环境中残留的问题有着重要意义。

第 2 章　实验部分

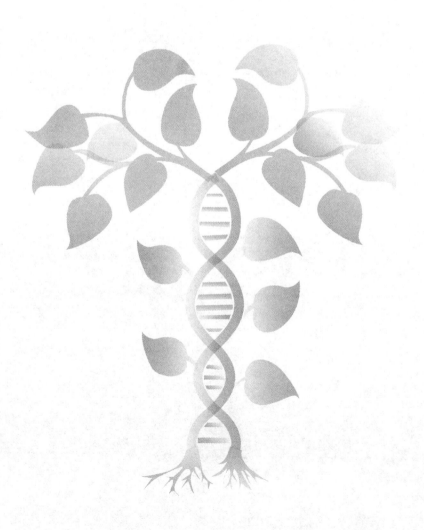

第2章　天地初分

2.1 高岭土磁性复合材料表面印迹聚合物选择性吸附分离环丙沙星

2.1.1 引 言

环丙沙星是一种人工合成的新型杀菌性抗菌药物，被广泛用于人类医疗和畜牧养殖业。目前，残留在环境中的抗生素已经成为潜在的新型污染物，国内外已有关于环境和食品样品中检测到不同浓度抗生素的报道。残留在环境中的抗生素由于具有较强的生物反应活性、持久性、难生物降解性等特点，对人类和水生、陆生生物会产生潜在危害。因此，从复杂的环境基质中有效识别和分离痕量抗生素是一个亟待解决的问题。

高岭土是一种由硅氧四面体、铝氧八面体组成的常见无机层状硅酸盐矿物。具有化学稳定性强、比表面积大、资源丰富、价格低廉等优点，利用高岭土和磁性纳米粒子耦合得到的磁性复合材料将是表面印迹过程的理想载体。

表面分子印迹技术通过把分子识别位点建立在基质材料的表面，很好地解决了传统本体聚合高度交联导致的模板分子不能完全去除、结合能力小和质量转移慢、活性位点包埋过深，吸附 – 脱附的动力学性能不佳等缺点。目前已有研究者用凹凸棒土、埃洛石纳米管等天然硅基材料作为印迹载体制备表面印迹聚合物，并将其应用于环境中痕量农药、雌激素等污染物的选择性分离 / 富集。

本研究以功能化的磁性高岭土为载体，利用电子转移产生催化剂的原子转移自由基聚合法制备高岭土磁性复合材料表面分子印迹聚合物（MMIPs），用于环境中环丙沙星的选择性识别与分离。

2.1.2　材料与仪器

2.1.2.1　主要材料

环丙沙星（CIP）、磺胺嘧啶（SD）、四环素（TC）、磺胺二甲嘧啶（SMZ）、甲苯、3-（甲基丙烯酰氧）丙基三甲氧基硅烷、二氯甲烷、三乙胺、溴代异丁酰溴（2-BIB）、甲基丙烯酸（MAA）、N,N'-亚甲基双丙烯酰胺（MBAA）、苯甲醚、N,N,N',N'',N''-五甲基二乙烯三胺（PMDETA）、氯化铜（$CuCl_2$）均为分析纯，由阿拉丁试剂有限公司提供。丙酮、乙醇、甲醇等药品为分析纯，由国药集团化学试剂有限公司提供。浓硝酸、乙酸、氯化铜、抗坏血酸（AsAc）从河南省金硕化学试剂有限公司购买。高岭土由河南省平顶山高岭土矿物有限公司提供。其他化学试剂均为分析纯。

2.1.2.2　主要仪器设备

傅里叶变换红外装置（FT-IR，NEXUS-470）；透射电子显微镜（transmission electron microscopy，TEM），日本，JEOL IEM-200CX 型；热重分析仪（thermogavimetric analyzer，TGA），德国，Netzsch STA 449C 型，温度范围为 25～800 ℃，升温速率为 5.0 ℃/min；X 射线衍射仪（X-ray diffraction，XRD），德国，Bruker-AXSr D8 Advance（Super speed）型，Cu K$_\alpha$（40 kV，30 mA）射线，Ni 滤波器，扫描频率为 0.04°/0.4 s，范围为 $2\theta = 20° \sim 80°$；样品振动磁强计（VSM，7300，Lakeshore）；比表面与空隙度分析仪，美国，NDVA-2000e 型；粒度粒型测试仪，荷兰，CIS-100 型；高效液相色谱仪（1200 LC，Agilent，Germany）、原子吸收分光光度计（atomic absorption spectrophotometer，AAS），中国，TBS-990 型；紫外可见分光光度计（UV-2450，Shimadzu，Japan）；高效液相色谱仪（1200 LC，Agilent，Germany），20 μL 注射器，流动相为甲醇和去离子水（25：75，V/V），流动相速度 1.0 mL/min，温度 25 ℃。

2.1.3　实验过程

2.1.3.1　磁性高岭土复合材料的制备

采用溶剂热法制备磁性高岭土：称取 0.6 g 六水合氯化铁和 5.0 g 醋酸钠溶

解在 200 mL 乙二醇中，随后将 3.0 g 酸活化高岭土加入乙二醇的混合溶液中，氮气保护下超声分散 2.0 h。将 0.8 g 聚乙二醇加入上述分散液中。然后把上述分散液倒入 100 mL 高压反应釜中，200 ℃反应 14 h，产物用 Nd-Fe-B 永久磁铁收集，无水乙醇多次洗涤，60 ℃真空干燥，得到磁性高岭土。

2.1.3.2 磁性高岭土表面印迹聚合物的制备

称取 3.0 g 磁性高岭土和 6.0 g 3-（甲基丙烯酰氧）丙基三甲氧基硅烷溶解在 200 mL 甲苯中，90 ℃下 300 r/min 机械搅拌 24 h，产物用甲苯洗涤后，干燥得到高岭土 -MPS。将 2.0 g 磁性高岭土 -MPS、30 mL 二氯甲烷和 1.0 mL 三乙胺依次加入 100 mL 三口烧瓶中。在冰水浴下反应混合物振荡并通氮气 30～60 min，然后逐滴加入 1.0 mL 溴代异丁酰溴（2-BIB），氮气保护下反应 12 h。得到的产物依次用二氯甲烷、蒸馏水洗涤数次后，在 60 ℃下真空干燥至恒重，得到磁性高岭土 @Br。

将 1.0 g 环丙沙星（CIP）、15 mL 甲基丙烯酸（MAA）和 150 mL $N, N'-$ 亚甲基双丙烯酰胺（MBAA）加入 120 mL 苯甲醚中，随后向上述混合液中迅速依次加入 2.0 g 磁性高岭土 @Br、80 μL $N, N, N', N'', N''-$ 五甲基二乙烯三胺（PMDETA）、30 mg 氯化铜（$CuCl_2$）和 100 mg 抗坏血酸（AsAc），上述混合反应在氮气保护下，50 ℃反应 24 h。所得产物 MMIPs 用 Nd-Fe-B 永久磁铁收集，用乙醇和去离子水多次洗涤。最后用甲醇和乙酸为 9：1（V/V）的混合液索氏提取 24 h，直到洗脱液中检测不到模板分子，60 ℃真空干燥。非印迹聚合物（MNIPs），只是在合成过程中不加模板分子 CIP。

2.1.3.3 吸附实验

用 1.0 mol/L HCl 和 1.0 mol/L NaOH 调节溶液 pH 为 2.0～11.0，考察 pH 值对吸附过程的影响。将 10 mg 吸附材料（MMIPs 或 MNIPs）分散在 20 mL 不同初始浓度（5～400 mg/L）的 CIP 溶液中，在 25℃恒温水浴静置吸附 12 h，考察吸附材料的等温吸附行为；20 mL 初始浓度为 100 mg/L 的 CIP 水溶液与 10 mg 吸附材料（MMIPs 或 MNIPs）反应，在 25℃恒温静置至所需时间（5～120 min），考察吸附材料的吸附动力学。上述溶液中 MMIPs 或 MNIPs

用 Nd–Fe–B 分离，取上清液于吸收波长 276 nm 处测定吸光度。吸附率（$E\%$）与吸附容量（q_e, mg/g）根据下式计算。

$$E\% = [(c_0 - c_e) / c_0] \times 100\% \qquad (2-1)$$

$$q_e = [(c_0 - c_e) V] / m \qquad (2-2)$$

c_0（mg/L）和 c_e（mg/L）分别为 CIP 的初始浓度和平衡浓度，V（L）和 m（g）分别为溶液体积和吸附材料的剂量。

实验中获得的动力学数据采用准一级和准二级吸附动力学方程进行拟合。准一级吸附动力学方程的线性形式为

$$\ln (q_e - q_t) = \ln q_e - \frac{k_1}{2.303} t \qquad (2-3)$$

准二级吸附动力学方程的线性形式为

$$\frac{t}{q_t} = \frac{1}{k_2 q_e^2} + \frac{t}{q_e} \qquad (2-4)$$

其中，q_e（mg/g）和 q_t（mg/g）分别是吸附平衡时和时间 t（min）时的吸附容量。k_1（1/min）和 k_2[mg/（g·min）]分别为一级和二级速率常数，其相应值可由 $\ln (q_e - q_t)$ 对 t 及 t/q_t 对 t 作图所得直线的截距和斜率获得。

采用 Langmuir 和 Freundlich 等温模型拟合吸附平衡数据。Langmuir 吸附等温方程式为

$$\frac{c_e}{q_e} = \frac{1}{q_m K_L} + \frac{c_e}{q_m} \qquad (2-5)$$

Freundlich 吸附等温式为

$$\ln q_e = \frac{1}{n} (\ln c_e) + \ln K_f \qquad (2-6)$$

q_e 为平衡时吸附容量（mg/g），q_m 为饱和吸附容量（mg/g），c_e 为被吸附物质的平衡浓度（mg/L），K_L 为与吸附能力有关的常数（L/mg）。K_f 为与吸附能力有关的常数（g/L），n 为与温度有关的常数，当 n 在 2～10 之间时易于吸附。

2.1.3.4 选择性识别研究

将 CIP 与结构类似的抗生素化合物（如 SD、TC 和 SMZ）配制成混合溶

液并作为竞争吸附实验的测试溶液，其中每种抗生素的浓度均为 50 mg/L。在竞争吸附实验中，在 10 mL 配制的抗生素化合物混合溶液中加入 10 mg MMIPs 或 MNIPs，调节溶液 pH 值为 6.0，25 ℃ 恒温静置 4 h 后，MMIPs 或 MNIPs 用 Nd–Fe–B 永久磁铁分离，吸附后溶液中残留的每种抗生素类化合物的浓度用 HPLC 测定，并用于计算分配系数 K_d（L/g）、选择性系数 k 和相对选择性系数 k'。

K_d、k、k' 的计算公式分别为

$$K_d = \frac{Q_e}{c_e} \qquad (2-7)$$

$$k = \frac{K_{d(T)}}{K_{d(X)}} \qquad (2-8)$$

$$k' = \frac{k_{MM}}{k_{MN}} \qquad (2-9)$$

其中，Q_e（mg/g）和 c_e（mg/L）分别为抗生素的吸附容量和平衡浓度；$K_{d(T)}$ 和 $K_{d(X)}$ 分别为模板分子和竞争性抗生素的分配系数；k_{MM} 和 k_{MN} 分别为 MMIPs 和 MNIPs 的选择性系数。

2.1.3.5　漏磁实验

将 50 mg MMIPs 分别加入 pH 值为 2.0 ～ 8.0 的 10 mL 蒸馏水中，室温静置 24 h 后，用 Nd–Fe–B 永久磁铁将 MMIPs 从溶液中分离，用 FAAS 法测定溶液中铁离子的含量。

2.1.3.6　实际样品分析

取 5.0 g 鲜鱼样品搅碎成均一的样品，然后加入一定量 15 % 的三氯乙酸（m/V），高速搅拌混合均匀，离心，过滤。上述滤液用 CIP 溶液定标到 50 μg/L。称取 5.0 mg MMIPs/MNIPs 分散到 10 mL 定标液中，搅拌 8.0 h。用 Nd–Fe–B 永久磁铁分离。将捕获 CIP 的 MMIPs（或 MNIPs）用 3.0 mL 乙腈除去非特异性吸附，随后用 10 mL 20 % 甲醇和醋酸的混合液洗涤，并在 298 K 氮气氛围下干燥。然后残留物用 1.0 mL 甲醇和醋酸溶液溶解，0.45 μm 滤膜过滤，

用于 HPLC 测定其中 CIP 的浓度。

2.1.4　结果与讨论

2.1.4.1　红外分析

从图 2-1（a）中可知，在 1 025 cm⁻¹ 和 985 cm⁻¹ 处的吸收峰分别为高岭土 Si—O 伸缩振动和 Si—O—Si 键的伸缩振动；在 3 680 cm⁻¹ 和 1 632 cm⁻¹ 处的吸收峰为高岭土内表面羟基伸缩振动和内层水形变振动的特征峰。从图 2-1（b）中可知，高岭土 –MPS 在 1 720 cm⁻¹ 的特征峰表明乙烯基成功接枝于磁性高岭土，532 cm⁻¹ 处出现了 Fe_3O_4 纳米粒子的 Fe—O 键特征吸收峰。从图 2-1(c) 中可知，在 1 725 cm⁻¹、1 265 cm⁻¹ 和 1 160 cm⁻¹ 处出现的较强吸收峰可以分别归为 MAA 中的碳酰基的伸缩振动、EGDMA 酯基中 C—O 键的对称和不对称伸缩振动。

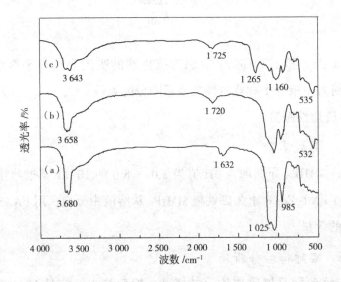

图 2-1　高岭土（a）、磁性高岭土 –MPS（b）和 MMIPs（c）红外光谱图

2.1.4.2　TEM 和氮气吸附 – 解吸附分析

从图 2-2（a）中可以看出，所制备的磁性高岭土颗粒分散性良好，呈均匀的球形结构，尺寸在 60 ~ 170 nm 之间。图 2-2（b）为表面印迹聚合物的透射电镜图，表面聚合物层的厚度大约为 30 ~ 80 nm。因此，可以推论出

MAA、MBAA 能够在氯化铜和配体 N，N，N'，N''，N''-五甲基二乙烯三胺（PMDETA）组成的催化体系中发生聚合反应且能够获得比较均一的聚合物层。

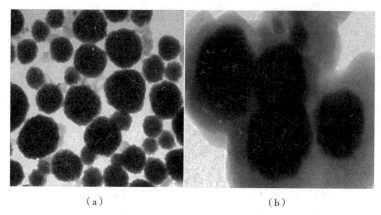

（a）　　　　　　　　　　（b）

图 2-2　磁性高岭土（a）和 MMIPs（b）的透射电镜图

从表 2-1 中可以看出，MMIPs 比 MNIPs 拥有更大的比表面积、孔容和平均孔尺寸。结果表明，MMIPs 和 MNIPs 的不同吸附性能不能完全归因于形貌上的差异，还与产生专一性识别位点的印迹过程有关。

表 2-1　MMIPs 和 MNIPs 的氮气吸附 - 脱附分析比较

样品	比表面积 / (m²/g)	孔容 / (cm³/g)	平均孔尺寸 /nm
MMIPs	112.26	0.312	5.846
MNIPs	90.12	0.198	4.338

2.1.4.3　TGA 分析

图 2-3 分别为磁性高岭土（a）、MMIPs（b）和 MNIPs（c）的热重分析图。在初始的 200 ℃内，磁性高岭土、MMIPs 和 MNIPs 热稳定性较好，对应的失重率分别为 4.36％、14.77％和 17.20％，主要是由于游离水的失重。当温度升至 650 ℃时，MMIPs 和 MNIPs 出现了较大的失重，失重率分别为 63.78％和 69.28％，这归因于表面印迹聚合层的分解，MMIPs 的总损失比 MNIPs 少了 0.84％，可能是 MMIPs 表面有印迹部分的原因，这与以往的文献结论是一致

的。700 ℃时 MMIPs 和 MNIPs 残留的物质主要是热阻性的 Fe_3O_4 磁性纳米粒子和少量的炭。

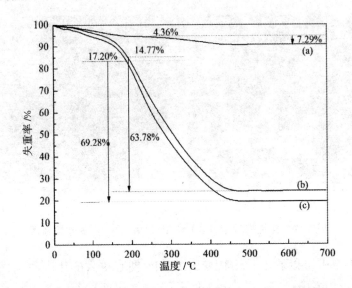

图2-3　磁性高岭土（a）、MMIPs（b）和 MNIPs（c）的热重分析图

2.1.4.4　XRD 分析

在 $2\theta= 20° \sim 70°$ 范围内，磁性高岭土、MMIPs 和 MNIPs 均出现了6个分别位于 $30.78°$、$35.38°$、$43.76°$、$53.82°$、$57.48°$ 和 $62.32°$ 处的 Fe_3O_4 特征衍射峰。这些峰值分别归属于 Fe_3O_4 在（220）、（311）、（400）、（422）、（511）和（440）处的特征峰（JCPDS No.19-0629）。图 2-4 中 MMIPs 与 MNIPs 的 XRD 谱图相似，说明它们具有相似的管壁结构和晶面间距。由于 MMIPs 和 MNIPs 表面具有聚合物层，因此二者的 XRD 谱图中均有四个衍射峰强度发生了明显下降。

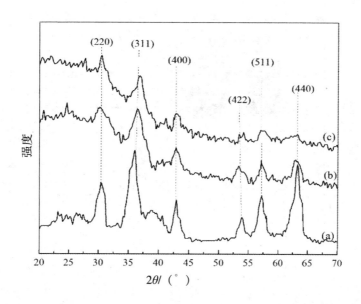

图 2-4　磁性高岭土（a）、MMIPs（b）和 MNIPs（c）的 XRD 谱图

2.1.4.5　磁性能分析

从图 2-5（a）中可以看出两条曲线的形状和变化趋势类似，并且都是关于原点对称，表明磁性高岭土和 MMIPs 都具有超顺磁性。室温下磁性高岭土和 MMIPs 的饱和磁化强度（M_s）分别为 13.365 emu/g（1 emu=$\frac{1}{1000}$ A·m²）和 7.533 emu/g。由 2-5（b）可以看出，MMIPs 在水中有良好的分散性和磁分离效能。由图 2-5（c）可知，在 pH 值为 4.0 ~ 8.0 的范围内，MMIPs 中几乎没有铁离子泄漏出来。在 pH=2.0 时，MMIPs 的漏磁量最大，每 50 mg MMIPs 中约有 9.156 μg 铁离子泄漏。

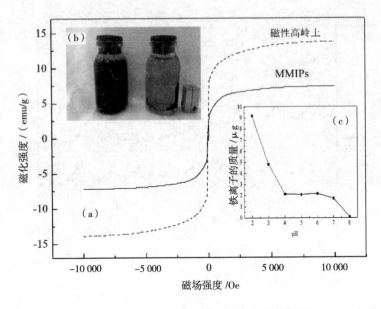

图 2-5　不同样品的磁性能测试结果

（a）　磁性高岭土和 MMIPs 在室温时的磁滞回线；（b）悬浮在水中（左边）和在外加磁场作用下（右边）MMIPs 的照片；（c）pH 值对 MMIPs 磁稳定性的影响；$1Oe=\dfrac{1}{4\pi}\times10^3$ A/m

2.1.4.6　pH 值对吸附性能的影响

从图 2-6 中可以看出，当 pH 值为 6 时，MMIPs 和 MNIPs 对 CIP 的吸附容量达到最大，分别为 41.45 mg/g 和 84.25 mg/g，这与吸附材料和 CIP 在不同 pH 条件下的表面电荷和分子形态密切相关。CIP 分子中含有—NH$_3$ 和—COOH（pK_a 值分别为 6.18 和 8.76），当 pH<pK_a（6.18）时，CIP 的—NH$_3$ 与溶液中 H$^+$ 结合而呈CIPH$_2^+$形态。当 pH>pK_a（8.76）时，CIP 的—COOH 与 OH$^-$ 结合主要以 CIP$^-$ 形态存在。当 5<pH<pK_a（6.18）时，MMIPs 和 MNIP 表面带有负电荷有利于吸附 CIP，故吸附容量较高。当 pH<5.0 时，MMIPs 和 MNIPs 对 CIP 的吸附容量减少，可能与过多的 H$^+$ 与 CIP 会竞争吸附点位有关。当 pH>pK_a（8.76）时，二者的吸附容量减少是由于此时 CIP 在水溶液中主要以 CIP$^-$ 形态存在。综上所述，本研究选用溶液的 pH=6。

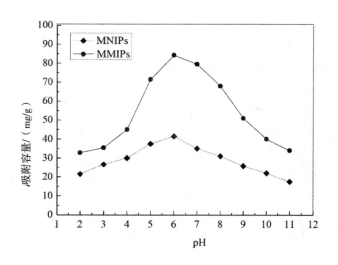

图 2-6　pH 值对吸附 CIP 的影响

2.1.4.7　吸附动力学和吸附等温线

图 2-7 为 MMIPs 和 MNIPs 对 CIP 的吸附动力学情况（a）和准二级动力学模型线性拟合曲线（b）。在初始 40 min 内，MMIPs 和 MNIPs 对 CIP 的吸附率快速增加，60 min 后，吸附率逐渐趋于动态平衡，在相同的吸附时间下，MMIPs 对 CIP 的吸附率高于 MNIPs，说明 MMIPs 具有特殊的结合位点，对模板分子 CIP 具有吸附特异性。将吸附动力学数据用准一级吸附动力学方程式（2-3）和准二级吸附动力学方程式（2-4）进行拟合，结果如表 2-2 所示。

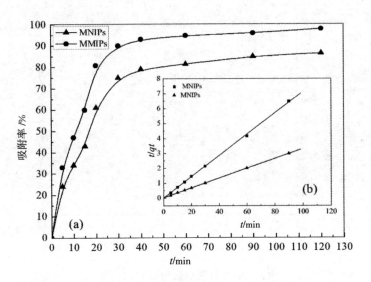

图 2-7　MMIPs 和 MNIPs 对 CIP 的吸附动力学情况

（a）MMIPs 和 MNIPs 吸附动力学数据；（b）准二级动力学模型线性回归拟合曲线

表 2-2　MMIPs 和 MNIPs 的动力学常数

样品	$q_{m,exp}$ / (mg/g)	$q_{e1,cal}$ / (mg/g)	一级动力学模型	R^2	$q_{e2,cal}$ / (mg/g)	二级动力学模型	R^2
			k_1 (1/min)			k_2 [mg/ (g·min)]	
MMIPs	86.79	82.35	0.091	0.944	82.18	0.049	0.999
MNIPs	51.14	42.45	0.093	0.967	49.25	0.613	0.999

由图 2-8 可以看出，MMIPs 和 MNIPs 对 CIP 的平衡吸附容量随着 CIP 平衡浓度的增加，先是迅速增加，然后增加缓慢，并且 MMIPs 对 CIP 的吸附容量明显大于 MNIPs。结果表明，MMIPs 的结合位点对 CIP 有优先的"响应"，主要是由于 MMIPs 对印迹分子具有吸附特异性。

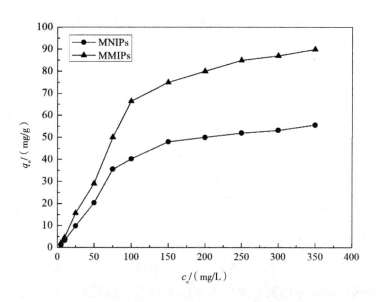

图 2-8 MMIPs 和 MNIPs 的吸附等温线

图 2-8 中吸附平衡数据分别用式（2-5）和式（2-6）拟合所得参数见表 2-3 中。从表 2-3 可以看出，Langmuir 等温模型能较好地拟合 MMIPs 和 MNIPs 对 CIP 的吸附平衡数据，可以推断 MMIPs 对 CIP 的吸附是单分子层吸附，最大单分子层吸附容量为 89.36 mg/g。

表 2-3 MMIPs 和 MNIPs 吸附 CIP 的等温吸附常数

样品	$q_{m,exp}$/（mg/g）	$q_{m,cal}$/（mg/g）	Langmuir K_L/（L/mg）	R^2	Freundlich K_f/（g/L）	n	R^2
MMIPs	89.36	87.22	0.0378	0.999	1.736	2.687	0.935
MNIPs	52.87	50.23	0.0312	0.999	1.512	2.223	0.944

2.1.4.8 选择性研究

表 2-4 数据表明，与 MNIPs 相比，MMIPs 的 K_d、k 值显著增加，这是因为印迹材料表面具有识别能力的专一性结合位点，使 MMIPs 对 CIP 具有选择识别能力。k' 值表明 MMIPs 对 CIP 的选择能力是 MNIPs 的 7.728 ～ 11.568 倍。

表2-4　分配系数、选择性系数和相对选择性系数数据

抗生素类化合物	MMIPs			MNIPs			k'
	$c_e/(mg/L)$	$K_d/(L/g)$	k	$c_e/(mg/L)$	$K_d/(L/g)$	k	
CIP	18.25	5.122	—	47.33	0.352	—	—
SD	42.35	0.506	10.122	57.21	0.402	0.875	11.568
TC	59.22	0.708	7.234	69.15	0.453	0.777	9.310
SMZ	71.89	0.563	9.097	63.99	0.299	1.177	7.728

2.1.4.9　实际样品分析

图2-9给出了加标鲜鱼样品（a）、MMIPs（b）和MNIPs（c）提取样品后溶液的高效液相色谱图。如图2-9（a）所示，加标的鲜鱼样品中，由于目标分子CIP浓度较低，没有被检测出。经过MMIPs和MNIPs分离富集，富集倍数为28.5。如图2-9（b）和（c）所示，5.6 min处均有CIP色谱峰，MMIPs检测出的CIP峰值明显高于MNIPs，主要是由于MMIPs对模板分子的特殊识别性。鲜鱼样品中的CIP的加标回收率为92.15％。结果表明，本实验所制备的MMIPs能够有效分离富集环境样品中的痕量CIP。

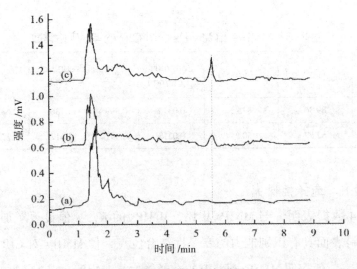

图 2-9　高效液相色谱图

（a）加标鲜鱼样品溶液；（b）用MNIPs提取后的样品溶液；（c）用MMIPs提取后的样品溶液

2.1.5　结　论

以乙烯基功能化的磁性高岭土为基质材料，CIP 为模板分子，甲基丙烯酸（MAA）为功能单体，N，N'-亚甲基双丙烯酰胺（MBAA）为交联剂，催化剂氯化铜（$CuCl_2$）和配体 N，N，N'，N''，N''-五甲基二乙烯三胺（PMDETA）为催化体系，抗坏血酸（AsAc）为还原剂，利用电子转移产生催化剂的原子转移自由基聚合法制备高岭土磁性复合材料表面分子印迹聚合物（MMIPs）。该材料具有良好的热稳定性、超顺磁性和磁稳定性，对 CIP 具有较好的选择识别性能，实验范围内对 CIP 单分子层吸附容量为 89.36 mg/g。该研究所制备的材料已经成功应用于环境样品中痕量 CIP 的分离／富集与检测。

2.2　磁性伊利石表面分子印迹材料的制备及其环丙沙星识别特性研究

2.2.1　引　言

环丙沙星属于第三代氟喹诺酮类抗生素，是一种人工合成的新型杀菌性抗菌药物，具有抗菌谱广、抗菌活性强、生物利用率高、能迅速分解到各组织等特点，被广泛用于人类医疗和畜牧养殖业。与大多抗生素类似，环丙沙星在使用后以原药和代谢产物随着粪尿排出体外，通过各种途径进入环境，成为环境中潜在的新型污染物。环境中痕量的环丙沙星长期存在于土壤、水和沉积物中，会对植物、土壤微生物体系和表层水体等生态环境带来不良影响，还会通过食物链最终危害人体健康和生态环境安全。另外，由于环境和食品样品基质复杂，研究复杂环境基质中痕量环丙沙星的有效识别和分离技术非常重要。

近年来，表面分子印迹技术在环境监测、废水处理领域的应用较多，被大量用于环境中痕量抗生素、雌激素等污染物的选择性分离／富集。由于表面分子印迹对模板分子的形状、尺寸具有记忆性结合位点，通过把模板分子识别位点建立在基质材料表面，能有效克服传统印迹技术中印迹空穴包埋过深、吸附容量较小和识别效率低等缺点。伊利石（illite，ILT）是一种具有层状结构硅酸盐类的黏土矿物，由于具有较大的比表面积、微孔结构、廉价的成本、优良的耐酸碱和耐高温性能，伊利石和磁性纳米粒子耦合得到的磁性复合材料将是表面印迹过程理想的载体。磁性伊利石（MILT）作为基质材料制备磁性表面印迹聚合物，具有磁性和选择性双重功能，在磁场作用下可迅速实现目标物与母液的分离。目前，磁性分子印迹材料已被广泛用于各领域。Zhang 等将磁性分子印迹聚合物用于牛奶中 β - 内酰胺类抗生素选择性识别和分离。Pan 等以埃洛石为载体制备了磁性表面印迹聚合物，并将其用于 2，4，6- 三氯苯酚（6-TCP）的选择性识别。

本研究通过溶剂热合成法制备磁性伊利石（MILT），以乙烯基功能化的磁性伊利石为基质材料，环丙沙星为模板，甲基丙烯酸（MAA）为功能单体，乙二醇双甲基丙烯酸酯（EGDMA）为交联剂，溴化亚铜、N，N，N'，N''，N''- 五甲基二乙烯三胺（PMDETA）和 2- 溴异丁酸乙酯（EBiB）作为引发体系，在甲醇 / 水的混合体系中制备伊利石磁性材料表面印迹吸附材料（MMIPs），并用于环境中环丙沙星的选择性识别与分离。

2.2.2　材料与仪器

2.2.2.1　主要材料

六水氯化铁 $FeCl_3 \cdot 6H_2O$、醋酸钠、乙二醇、聚乙二醇是从国药集团化学试剂有限公司获得。环丙沙星（CIP）、恩诺沙星（ENR）、四环素（TC）、磺胺二甲嘧啶（SMZ）、3-（甲基丙烯酰氧）丙基三甲氧基硅烷、甲基丙烯酸（MAA）、乙二醇双甲基丙烯酸酯（EGDMA）、溴化亚铜、N，N，N'，N''，N''- 五甲基二乙烯三胺（PMDETA）、2- 溴异丁酸乙酯（EBiB）从阿拉丁试剂有限公司购买。浓硫酸、浓硝酸、丙酮、甲醇、乙酸从河南省金硕化学试剂有限公司购买。伊利石由河南省平顶山伊利石矿物有限公司提供。其他化学试剂均为分析纯，实验用水为二次蒸馏水。

2.2.2.2　主要仪器设备

傅里叶变换红外装置（FT-IR, NEXUS-470）；透射电子显微镜（transmission electron microscopy, TEM），日本，JEOL IEM-200CX；热重分析仪（thermogavimetric analyzer, TGA），德国，Netzsch STA 449C 型，温度范围为 25 ～ 800 ℃，升温速率为 5.0 ℃/min；X 射线衍射仪（X-ray Diffraction, XRD），德国，Bruker-AXSr D8 Advance（Super speed）型，Cu K_{α}（40 kV, 30 mA）射线，Ni 滤波器，扫描频率为 0.04°/0.4 s，范围为 $2\theta=20°$ ～ 80°；样品振动磁强计（VSM, 7300, Lakeshore）；比表面与空隙度分析仪，美国，NDVA-2000e；粒度粒型测试仪，荷兰，CIS-100；高效液相色谱仪（1200 LC, Agilent, Germany）、原子吸收分光光度计（atomic absorption spectrophotometer, AAS），中国，TBS-990 型；紫外可见分光光度计（UV-2450, Shimadzu, Japan）；高效液相色谱仪（1200 LC, Agilent, Germany），20 μL 注射器，流动相为甲醇和去离子水（25 ∶ 75, V/V），流动相速度 1.0 mL/min，温度 25 ℃。

2.2.3　实验过程

2.2.3.1　磁性伊利石复合材料的制备

块状伊利石通过球磨机研磨后在 150 ℃高温下煅烧 22 h，然后在体积比为 1 ∶ 3 的浓硫酸和浓硝酸中 70 ℃回流 12 h，产物用蒸馏水洗至中性，60℃下烘干得到活化的伊利石粉末；称取 0.6 g 六水合氯化铁和 5.0 g 醋酸钠溶解在 150 mL 乙二醇中，随后将 2.0 g 活化伊利石加入乙二醇的混合溶液中，氮气保护下超声分散 3 h。接着向分散液加入 1.0 g 聚乙二醇（PEG-1500）并持续搅拌 2 h。然后把上述溶液倒入 100 mL 高压反应釜中，200 ℃反应 12 h，反应结束冷却至室温，产物用 Nd-Fe-B 永久磁铁收集，无水乙醇多次洗涤，60℃真空干燥，得到磁性伊利石（MILT）。

2.2.3.2　伊利石磁性复合材料表面印迹聚合物的制备

称取 2.0 g MILT 和 6.0 g 3-（甲基丙烯酰氧）丙基三甲氧基硅烷溶解在 200 mL 甲苯中，90℃下 300 r/min 机械搅拌 24 h，产物用甲苯洗涤后，60℃

真空干燥，得到 MILT-MPS。将 1.0 g 环丙沙星（CIP）和 4.0 mL 甲基丙烯酸（MAA）加入 100 mL 甲醇 / 水的混合溶液（4 : 1，V/V）中，混合体系氮气保护下超声 60 min；随后向混合液中加入 15 mL 乙二醇双甲基丙烯酸酯（EGDMA）和 2.0 g MILT-MPS，氮气保护下超声 60 min 混合均匀；随后依次向上述混合液中加入 20 mg 溴化亚铜、20 μL N，N，N'，N''，N''-五甲基二乙烯三胺（PMDETA）和 10 mL 2-溴异丁酸乙酯（EBiB）作为引发体系，上述混合反应在氮气保护下室温反应 15 h。所得产物 MMIPs 用 Nd-Fe-B 永久磁铁收集，用丙酮、无水乙醇和蒸馏水多次洗涤，最后用甲醇和乙酸为 9 : 1（V/V）的混合液索氏提取 24 h，直到洗脱液中检测不到模板分子，60℃真空干燥。非印迹聚合物（MNIPs）只是在合成过程中不加模板分子 CIP。

2.2.3.3 吸附实验

将 10 mg 吸附材料（MMIPs 或 MNIPs）分散在 10 mL 不同初始浓度（5～350 mg/L）的 CIP 溶液中，在 25℃恒温水浴静置吸附 10 h，考察吸附材料的吸附等温；10 mL 初始浓度为 100 mg/L 的 CIP 水溶液与 10 mg 吸附材料（MMIPs 或 MNIPs）反应，在 25℃恒温静置至所需时间（5～120 min），考察吸附材料的吸附动力学；用 1.0 mol/l HCl 和 1.0 mol/ L NaOH 调节溶液 pH 为 2.0～11.0，考察 pH 值对吸附过程的影响。上述溶液中 MMIPs 或 MNIPs 用钕铁硼永磁铁分离，取上清液于吸收波长 276 nm 处测定吸光度。

根据式（2-1）和式（2-2）计算吸附率和吸附量，采用式（2-5）、式（2-6）和 Dubinin-Radushkevich 等温模型拟合吸附平衡数据，采用式（2-3）和式（2-4）吸附动力学方程进行拟合得到动力学数据。

2.2.3.4 选择性识别实验

为了研究 MMIPs 对 CIP 的选择识别性能，将 CIP 与一系列结构类似的抗生素化合物（如 ENR、TC 和 SMZ）配制成混合溶液并作为竞争吸附实验的测试溶液，其中每种抗生素的浓度均为 100 mg/L。在竞争吸附实验中，于 10 mL 配制的抗生素化合物混合溶液中加入 10 mg MMIPs 或 MNIPs，调节溶液 pH 值为 6.0。将吸附体系在 25℃恒温静置 2 h 后，MMIPs 或 MNIPs 用钕铁硼永磁铁分离，吸附后溶液中残留的每种酚类化合物的浓度用 HPLC 法测定，并用于计算分配系数 K_d（L/g）、选择性系数 k 和相对选择性系数 k'，采用式（2-7）、式（2-8）、式（2-9）分别计算 K_d、k、k'。

2.2.3.5 漏磁实验

为了检验所制备 MMIPs 的漏磁情况，将 50 mg MMIPs 分别加入 pH 值为 2.0～8.0 的 10 mL 蒸馏水中，室温静置 24 h 后，用永磁铁将 MMIPs 从溶液中分离，用 FAAS 法测定溶液中铁离子的含量。

2.2.3.6 标样中 CIP 的分析和固相萃取

取 5.0 g 市售的牛奶样品分散到 1.0 mL 15 % 三氯乙酸（m/V）溶液中，高速搅拌混合均匀，离心，过滤，滤液用 CIP 溶液定标到 50 μg/L。50 mL 上述溶液分别与 MMIPs 和 MNIPs 混合，搅拌混合物 12 h，用钕铁硼永磁体分离，去除上清液。将捕获 CIP 的 MMIPs（或 MNIPs）用 3.0 mL 乙腈除去非特异性吸附，随后用 10 mL 20 % 甲醇和醋酸的混合液洗涤，并在 298 K 氮气氛围下干燥。然后残留物用 1.0 mL 甲醇和醋酸溶液溶解，0.45 μm 滤膜过滤，用于 HPLC 检测。

2.2.4 结果与讨论

2.2.4.1 红外分析

图 2-10 为 ILT（a）、MILT-MPS（b）和 MMIPs（c）红外光谱图，相应的红外特征峰可以用来验证一些存在的官能团。

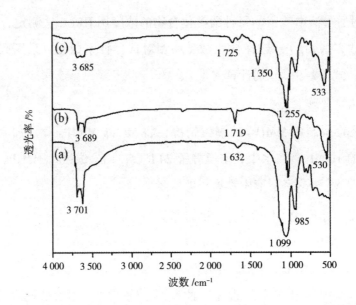

图2-10 ILT（a）、MILT-MPS（b）和MMIPs（c）红外光谱图

从图2-10（a）中可知，在3 701 cm^{-1}和1 632 cm^{-1}处的吸收峰为伊利石内表面羟基伸缩振动和内层水形变振动的特征峰，在1 099 cm^{-1}处的吸收峰为伊利石Si—O—Si的伸缩振动吸收峰；从图2-10（b）中可知，伊利石-MPS在1 719 cm^{-1}的特征峰表明乙烯基成功接枝于磁性伊利石，530 cm^{-1}处出现了Fe$_3$O$_4$纳米粒子的Fe—O键特征吸收峰；从图2-10（c）中可知，在1 725 cm^{-1}处是甲基丙烯酸中碳酰基的伸缩振动吸收峰，1 255 cm^{-1}处的强吸收峰是EGDMA酯基中C—O的对称振动。

2.2.4.2 TEM和氮气吸附－解吸附分析

从图2-11（a）可以看出，所制备的磁性炭微球（MILT）颗粒分散性良好，呈均匀的球形结构，尺寸在80～160 nm之间。图2-11（b）为表面印迹聚合物（MMIPs）的透射电镜图，表面聚合物层的厚度大约为50～80 nm。因此，可以推论出MAA、EGDMA能够在溴化亚铜、N, N, N', N'', N''-五甲基二乙烯三胺和2-溴异丁酸乙酯引发下发生聚合反应且能够获得比较均一的聚合物层。

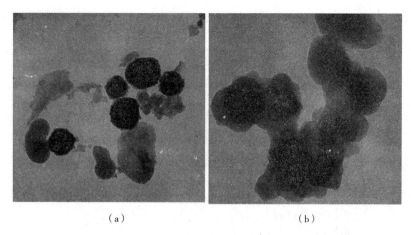

（a） （b）

图2-11 MILT（a）和MMIPs（b）的透射电镜图

表2-5为MMIPs和MNIPs的比表面积、孔容和平均孔尺寸。从表2-5中可以看出，MMIPs比MNIPs拥有更大的比表面积、孔容和平均孔尺寸，但差异不大。结果表明，MMIPs和MNIPs的不同吸附性能不能完全归因于形貌上的差异，还与产生专一性识别位点的印迹过程有关。

表2-5 MMIPs和MNIPs的氮气吸附-脱附分析比较

样品	比表面积 /（m²/g）	孔容 /（cm³/g）	平均孔尺寸 /nm
MMIPs	109.58	0.258	5.668
MNIPs	87.34	0.176	4.749

2.2.4.3 TGA分析

图2-12分别为MILT（a）、MMIPs（b）和MNIPs（c）的热重分析图。在初始的300 ℃内，MILT、MMIPs和MNIPs热稳定性较好，不易产生分解，对应的失重率分别为2.56％、14.52％和16.28％，主要是由于游离水失重。当温度升至800 ℃时，MMIPs和MNIPs出现了较大的失重，失重率分别为73.30％和74.14％，这归因于表面印迹聚合层的分解，MMIPs的总损失比MNIPs少了0.84％，可能是MMIPs表面有印迹部分的原因，这与文献结论是一致的。

800 ℃时 MMIPs 和 MNIPs 残留的物质主要是热阻性的 Fe_3O_4 磁性纳米粒子和少量的炭。

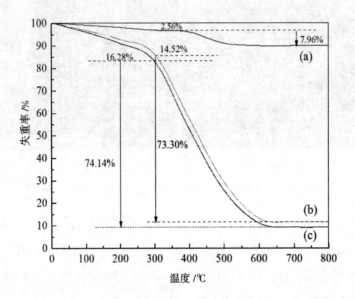

图 2-12　MILT（a）、MMIPs（b）和 MNIPs（c）的热重分析图

2.2.4.4　XRD 分析

图 2-13 为 MILT（a）、MMIPs（b）和 MNIPs（c）的 XRD 谱图。由图 2-13 可知，在 $2\theta=20°\sim70°$ 范围内，MILT、MMIPs 和 MNIPs 均出现了 6 个分别位于 30.45°、35.56°、43.25°、53.56°、57.33° 和 62.78° 处的 Fe_3O_4 特征衍射峰。这些峰值分别归属于 Fe_3O_4 在（220）、（311）、（400）、（422）、（511）和（440）处的特征峰（JCPDS No. 19-0629）。图中 MMIPs 与 MNIPs 的 XRD 谱图相似，说明它们具有相似的管壁结构和晶面间距。由于 MMIPs 和 MNIPs 表面具有聚合物层，因此二者的 XRD 谱图中均有三个衍射峰强度发生了明显的下降。

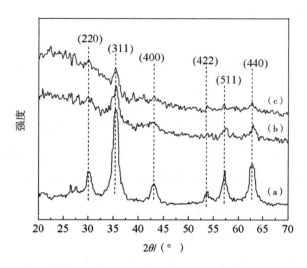

图 2-13　MILT（a）、MMIPs（b）和 MNIPs（c）的 XRD 谱图

2.2.4.5　磁性能分析

从图 2-14 中可以看出两条曲线的形状和变化趋势类似，并且都是关于原点对称，表明 MILT 和 MMIPs 都具有超顺磁性。

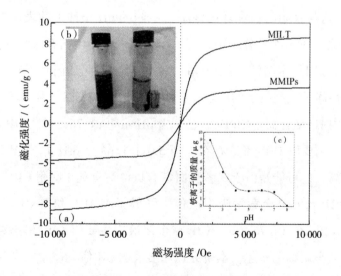

图 2-14　不同样品的磁性能分析

（a）MILT 和 MMIPs 在室温时的磁滞回线；（b）悬浮在水中（左边）和在外加磁场作用下（右边）MMIPs 的照片；（c）pH 值对 MMIPs 磁稳定性的影响

室温下 MILT 和 MMIPs 的饱和磁化强度（M_s）分别为 8.785 emu/g 和 3.866 emu/g。从图 2-14（b）中可以看出，MMIPs 在水中具有良好的分散性和磁分离效能，在外加磁场的作用下 30 s 内能够将其从水中快速分离，表明 MMIPs 有较好的回收再生性能。图 2-14（c）为 pH 值对 MMIPs 磁稳定性的影响，在 pH 值为 4.0 ~ 8.0 的范围内，几乎没有铁离子从 MMIPs 中泄漏出来，随着 pH 值的减小，铁离子的泄漏量有所增加。在 pH=2.0 时，MMIPs 的漏磁量最大，每 50 mg MMIPs 中约有 8.985 μg 铁离子泄漏。结果表明，在实验选定 pH = 6 的条件下，MMIPs 能有效避免磁漏。

2.2.4.6 pH 值对吸附性能的影响

溶液 pH 值能影响抗生素分子的解离程度并决定其在溶液中的存在形式。在 pH 值为 2 ~ 11 的条件下，考察不同初始 pH 值对 MMIPs 和 MNIPs 吸附环丙沙星（CIP）的影响，变化趋势如图 2-15 所示。从图中可以看出 pH 在 2 ~ 11 范围内变化时，MMIPs 和 MNIPs 对 CIP 的吸附容量先增加后减少，当 pH 值为 6 时，MMIPs 和 MNIPs 对 CIP 的吸附容量达到最大，分别为 41.78 mg/g 和 82.78 mg/g，这与吸附材料和环丙沙星在不同的 pH 条件下的表面电荷和分子形态密切相关。环丙沙星分子中含有—NH_3 和—COOH（pK_a 值分别为 6.18 和 8.76），可以分别与水溶液中的 H^+ 和 OH^- 结合，因此环丙沙星在溶液中能以阳离子、兼性离子或阴离子的形态存在。当 pH<pK_a（6.18）时，环丙沙星的—NH_3 与溶液中 H^+ 结合而呈 $CIPH_2^+$ 形态。当 pH>pK_a（8.76）时，CIP 的—COOH 与 OH 结合而主要以 CIP$^-$ 形态存在。当 5.0<pH<pK_a（6.18），MMIPs 和 MNIP 吸附容量较高，这可能是由于二者表面带有负电荷有利于吸附 CIP。当 pH<5.0 时，过多的 H^+ 与 CIP 会竞争吸附点位，降低了 MMIPs 和 MNIPs 对 CIP 的吸附效果。当 pH>pK_a（8.76）时，CIP 在水溶液中主要以 CIP$^-$ 形态存在，从而导致吸附量减小。综上所述，本研究选用溶液的 pH 值 =6。

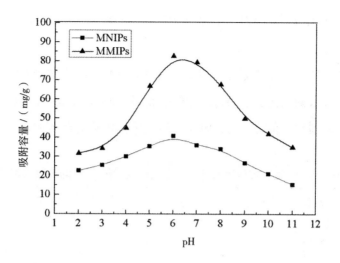

图 2-15 pH 值对吸附 CIP 的影响

2.2.4.7 吸附等温线和吸附动力学

MMIPs 和 MNIPs 对 CIP 的吸附等温线如图 2-16，从中可以看出，随着 CIP 平衡浓度的增加，MMIPs 和 MNIPs 对 CIP 的平衡吸附容量先是迅速增加，然后增加缓慢。同时 MMIPs 对 CIP 的吸附容量明显大于 MNIPs，表明 MMIPs 的结合位点对 CIP 有优先的"响应"，主要是由于 MMIPs 对印迹分子具有吸附特异性。

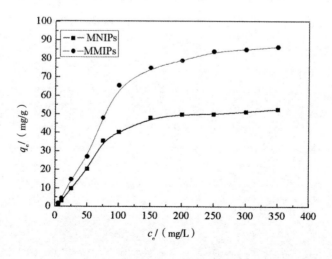

图 2-16 MMIPs 和 MNIPs 的吸附等温线

根据图 2-16 中的数据，分别用式（2-3）和式（2-4）拟合所得参数见表 2-6。从表 2-6 中可以看出，Langmuir 等温模型能更好地拟合 MMIPs 和 MNIPs 对 CIP 的吸附平衡数据，表明 MMIPs 和 MNIPs 对 CIP 的吸附是单分子层吸附，MMIPs 对 CIP 最大单分子层吸附容量为 86.58 mg/g。由 Freundlich 线性方程拟合得到的 n 值大于 2，表明在研究范围内均为优惠吸附过程。

表 2-6　印迹吸附材料和非印迹吸附材料吸附 CIP 的等温吸附常数

样品	$q_{m,exp}$ / (mg/g)	$q_{m,cal}$ / (mg/g)	Langmuir K_L / (L/mg)	R^2	Freundlich K_f / (g/L)	n	R^2
MMIPs	84.96	86.58	0.0354	0.999	1.865	2.866	0.928
MNIPs	50.62	51.12	0.0295	0.997	1.475	2.346	0.946

图 2-17 为 MMIPs 和 MNIPs 对 CIP 的吸附动力学情况（a）与二级动力学线性拟合曲线（b）。从图中可以看出，在初始 30 min 内，MMIPs 和 MNIPs 对 CIP 的吸附率快速增加，60 min 后吸附率逐渐趋于动态平衡，在相同的时间下，MMIPs 对 CIP 的吸附率高于 MNIPs，说明印迹过程使 MMIPs 具有特殊的结合位点，从而提高其吸附性能。将吸附动力学数据用准一级动力学方程式（2-3）和准二级动力学方程式（2-4）进行拟合，表 2-7 列出了 MMIPs 和 MNIPs 的吸附动力学常数。可以发现，MMIPs 和 MNIPs 吸附 CIP 动力学数据符合准二级动力学方程。

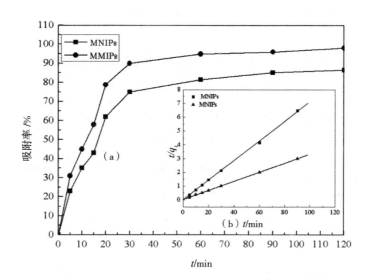

图 2-17　MMIPs 和 MNIPs 对 CIP 的吸附动力学情况

（a）MMIPs 和 MNIPs 吸附动力学数据；（b）准二级动力学模型线性回归拟合

表 2-7　MMIPs 和 MNIPs 的吸附动力学常数

样品	$q_{m,exp}/$（mg/g）	$q_{e1,cal}$/（mg/g）	一级动力学模型		二级动力学模型	
			$k_1/$（1/min）	R^2	$q_{e2,cal}/$（mg/g）	$k_2/$[mg/（g·min）]	R^2
MMIPs	84.56	78.01	0.085	0.934	83.88	0.053	0.999
MNIPs	49.02	40.09	0.097	0.946	47.76	0.502	0.999

2.2.4.8　选择性分析

表 2-8 中列出了 MMIPs 和 MNIPs 的 K_d、k 和 k' 值。从表 2-8 中的结果可以看出，与 MNIPs 相比，MMIPs 的 K_d、k 值显著增加，这可能是因为印迹材料表面有具有识别能力的专一性结合位点，使 MMIPs 对 CIP 具有选择识别能力。k' 值是识别位点对模板分子识别亲和力的重要指标，k' 值表明 MMIPs 对 CIP 的选择识别能力是 MNIPs 的 7.244 ～ 10.675 倍。虽然 CIP 与 ENR 的结构类似，但 CIP 的平衡浓度仍比 ENR 低得多，表明模板分子官能团对印迹孔穴的记忆作用与 MMIPs 的识别性能有很大关系。以上结果表明，分子印迹过程

有效实现了印迹聚合物对模板分子的选择性识别。

表2-8 分配系数、选择性系数和相对选择性系数数据

抗生素类化合物	MMIPs			MNIPs			k'
	$c_e/(mg/L)$	$K_d/(L/g)$	k	$c_e/(mg/L)$	$K_d/(L/g)$	k	
CIP	19.68	4.572	—	48.25	0.321	—	—
ENR	40.25	0.479	9.544	56.75	0.359	0.894	10.675
TC	55.65	0.651	7.023	70.26	0.452	0.710	9.890
SMZ	68.78	0.392	7.722	65.88	0.301	1.066	7.244

2.2.4.9 实际样品分析

为了验证MMIPs在实际样品中的应用,将捕获CIP的MMIPs(或MNIPs)用甲醇和醋酸的混合液洗涤,洗涤液的富集溶液在276 nm波长下用HPLC检测残留的CIP。图2-18给出了加标牛奶样品(a)、用MMIPs提取后的样品溶液(b)和用MNIPs提取样品后溶液(c)的高效液相色谱图。如图2-18(a)所示,加标的牛奶样品中,由于目标分子CIP浓度较低,没有被检测出。但经过MMIPs和MNIPs提取后,如图2-18(b)和(c)所示,5.5 min处均有CIP色谱峰,MMIPs检测出的CIP峰值明显高于MNIPs,主要是由于MMIPs对模板分子的特殊识别性。牛奶样品中的CIP可以通过MMIPs富集、回收,本实验中CIP的回收率为91.80%。结果表明,本实验所制备的材料适用于牛奶样品中的微量分析。

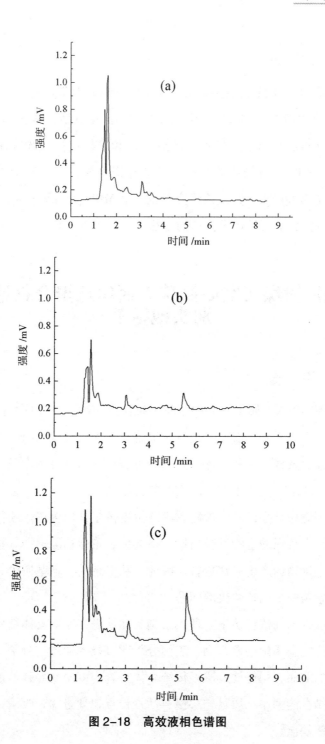

图 2-18 高效液相色谱图

（a）加标牛奶样品溶液；（b）用 MNIPs 提取后的样品溶液；（c）用 MMIPs 提取后的样品溶液

2.2.5 结 论

以乙烯基功能化的磁性伊利石（MILT-MPS）为基质材料，通过表面引发原子转移自由基聚合法在甲醇 / 水的混合溶液中制备表面分子印迹材料（MMIPs）。该材料具有热稳定性、超顺磁性和磁稳定性。选择性吸附实验表明，MMIPs 对 CIP 具有较好的亲和力和选择识别性，实验范围内对 CIP 单分子层吸附容量为 86.58 mg/g，该研究建立了 MMIPs 固相萃取 – 高效液相色谱紫外检测环境食品中痕量环丙沙星的方法。

2.3 磁性粉煤灰空心微珠表面印迹聚合物选择性识别头孢氨苄

2.3.1 引 言

头孢氨苄（CFX）属于 β – 内酰胺类抗菌素（BLAs），具有抗菌活性。广泛用于治疗呼吸道感染、前列腺炎、尿道感染、皮肤和软组织感染。由于人们对此类抗生素的大量使用和生产，药物不可避免地通过各种途径进入水体、土壤等中，污染环境，破坏生态，对人类的健康构成了潜在的危害。目前国内外已有关于在环境和食品样品中检测到不同浓度抗生素的报道。残留在环境中的抗生素由于具有较强的生物反应活性、持久性、难生物降解性等特点，对人类和水生、陆生生物会产生潜在危害。因此，从复杂的环境基质中有效识别和分离痕量抗生素是一个亟待解决的问题。

分子印迹技术是依据仿生原理人工制备而获得在空间立体结构和结合位点上与模板分子完全匹配的聚合物。表面分子印迹技术通过把分子识别位点建立在基质材料的表面，很好地解决了传统本体聚合高度交联导致的模板分子不能完全去除、结合能力小和质量转移慢、活性位点包埋过深、吸附 – 脱附的动力学性能不佳等缺点。

粉煤灰空心微珠（FACs）是火力发电厂的副产品，是一种非金属的空心微米级颗粒。其主要成分是复合无机氧化物（如 :SiO_2，Al_2O_3 等），具有较高的热稳定性。由于具有独特的中空结构、良好的机械性能，常常作为载体来使用。本研究以乙烯化的磁性粉煤灰空心微珠作为 Pickering 乳液的稳定剂，头孢氨苄（CFX）作为模板分子，甲基丙烯酸（MAA）作为功能单体，乙二醇二甲基丙烯酸酯（EGDMA）和 $N,N-$ 亚甲基双丙烯酰胺（BIS）作为交联剂，十六烷作为制孔剂，通过乳液聚合，制备成磁性粉煤灰空心微珠表面印迹吸附剂（MMIPs），并将其应用于环境中痕量头孢氨苄的选择性识别与分离。

2.3.2 材料与仪器

2.3.2.1 主要材料

头孢氨苄（CFX）、氨苄西林（AMP）、四环素（TC）、磺胺二甲嘧啶（SMZ）、十六烷均为分析纯，国药集团化学试剂有限公司提供；甲苯、3-（甲基丙烯酰氧）丙基三甲氧基硅烷、三氯乙酸、乙腈、甲基丙烯酸（MAA）、乙二醇二甲基丙烯酸酯（EGDMA）、$N,N-$ 亚甲基双丙烯酰胺（BIS）、2,2- 偶氮二（2- 甲基丙基咪）二盐酸盐（APPH）、$FeCl_2·4H_2O$、$FeCl_3·6H_2O$ 均为分析纯，阿拉丁试剂有限公司提供。浓硝酸、甲醇、乙醇、乙酸，从河南省金硕化学试剂有限公司购买。FACs 由河南姚孟电力股份有限公司提供。

2.3.2.2 主要仪器设备

傅里叶变换红外装置（FT-IR），NEXUS-470 型，美国 NICOLET；扫描电镜（SEM），JEOL IEM-200CX 型；日本 JEOL 公司；热重分析仪（TGA），Netzsch STA 449C 型，德国 Netzsch，温度范围为 25～800℃，升温速率为 5.0 ℃/min；X 射线衍射仪（XRD），Bruker-AXSr D8 Advance（Super speed）型，Cu K_α（40 kV，30 mA）射线，Ni 滤波器，扫描频率为 0.04°/0.4 s，范围为 2θ = 20°～80°，德国；样品振动磁强计（VSM），7300 型，美国 LakeShore；比表面与空隙度分析仪，NDVA-2000e 型，美国康塔公司；粒度粒型测试仪，CIS-100 型，荷兰 Ankersmid 公司；ZEN 2010 Zata 电位测定仪，英国 Malvern Instrument；高效液相色谱仪（HPLC），1200 LC 型，德国 Agilent 公司；原子吸收分光光度计（FAAS），TBS-990 型，北京普析通用公司；紫外可见分光

光度计，UV-2450，日本 Shimadzu 公司。

2.3.3　实验过程

2.3.3.1　磁性粉煤灰空心微珠（MFACs）的制备

采用改进的共沉淀法制备磁性粉煤灰空心微珠（MFACs），称取 5.4 g $FeCl_3 \cdot 6H_2O$ 和 2.8 g 活化的 FACs 加入 200 mL 蒸馏水中，N_2 保护下超声分散 60 min，得到稳定的悬浮液。接着将 1.98 g $FeCl_2 \cdot 4H_2O$ 在 N_2 保护下溶解在上述悬浮液中，机械搅拌 30 min。然后将混合液温度升高至 100 ℃，在机械搅拌下逐滴加入 15 mL 氨水（25%，m/m），并持续反应 60 min。产物用 Nd-Fe-B 永久磁铁收集，无水乙醇、蒸馏水洗涤数次后，60 ℃真空干燥，得到 MFACs。

2.3.3.2　磁性表面印迹聚合物（MMIPs）的制备

将 3.0 g MFACs、5.0 g 3-（甲基丙烯酰氧）丙基三甲氧基硅烷和 100 mL 甲苯加入三口烧瓶中，在 80℃下 400 r/min 机械搅拌 24 h，用大量的甲苯洗涤以除去未参加反应的 3-（甲基丙烯酰氧）丙基三甲氧基硅烷，60 ℃真空干燥，即得到乙烯基功能化的 MFACs-MPS。

将 2 mmol CFX、10 mmol MAA 和 30 mL 十六烷混合，超声 15 min 后密封保存，预组装 12 h。随后向上述混合液中加入 40 mmol 乙二醇二甲基丙烯酸酯（EGDMA）和 3.0 mmol N,N-亚甲基双丙烯酰胺（BIS），混合液作为油相。然后将 2.0 g MFACs-MPS、0.05 mmol 2,2-偶氮二（2-甲基丙基咪）二盐酸盐（APPH）与 200 mL 水混合，超声 30 min 分散均匀，分散后作为水相。将水相与油相混合，冰浴中超声 10 min，将其制备成稳定的 Pickering 乳液。随后，制备的 Pickering 乳液通氮气 20 min 后，在 60 ℃保持 24 h。所得产物用无水乙醇和蒸馏水多次洗涤，最后用甲醇和醋酸为 9∶1（V/V）的混合液洗去模板分子，最后 60℃真空干燥。磁性表面非印迹聚合物（MNIPs）的制备方法同上，只是过程中不加头孢氨苄。

2.3.3.3　吸附实验

将 10 mg MMIPs 或 MNIPs 分散在 20 mL 不同初始浓度（5 ～ 400 mg/L）的 CFX 溶液中，在室温水浴静置吸附 12 h，考察吸附剂的吸附等温行为；20 mL 初始浓度为 100 mg/L 的 CFX 水溶液与 10 mg MMIPs 或 MNIPs 反应，在室温静置至所需时间（5 ～ 120 min），考察吸附剂的吸附动力学；用 1.0 mol/L HCl 和 1.0 mol/L NaOH 调节溶液 pH 为 2.0 ～ 11.0，考察 pH 对吸附行为的影响。上述溶液中 MMIPs 或 MNIPs 用 Nd–Fe–B 分离，取上清液于吸收波长 261 nm 处测定吸光度。吸附率（$E\%$）与吸附容量（q_e, mg/g）根据下式计算。

吸附率和吸附容量根据式（2-1）、式（2-2）计算，式中 c_0（mg/L）和 c_e（mg/L）分别为 CFX 的初始浓度和平衡浓度，V（L）和 m（g）分别为溶液体积和吸附剂的用量。

实验中获得的动力学数据采用式（2-3）和式（2-4）吸附动力学方程进行拟合，吸附平衡数据采用式（2-5）和式（2-6）等温模型进行拟合。

2.3.3.4　选择性识别研究

将 CFX 与结构类似的抗生素化合物（如 TC、SMZ 和 AMP）配制成混合溶液并作为竞争吸附实验的测试溶液，其中每种抗生素的浓度均为 50 mg/L。在竞争吸附实验中，在 10 mL 配制的抗生素化合物混合溶液中加入 10 mg MMIPs 或 MNIPs，调节溶液 pH 值为 6.0，室温静置 4 h 后，MMIPs 或 MNIPs 用 Nd–Fe–B 永久磁铁分离，吸附后溶液中残留的每种抗生素类化合物的浓度用 HPLC 测定，并采用式（2-7）、式（2-8）、式（2-9）分别计算分配系数 K_d（L/g）、选择性系数 k 和相对选择性系数 k'。其中，Q_e（mg/g）和 c_e（mg/L）分别为抗生素的吸附容量和平衡浓度；$K_{d(T)}$ 和 $K_{d(X)}$ 分别为模板分子和竞争性抗生素的分配系数；k_{MM} 和 k_{MN} 分别为 MMIPs 和 MNIPs 的选择性系数。CFX 的化学分子结构式如图 2-19 所示。

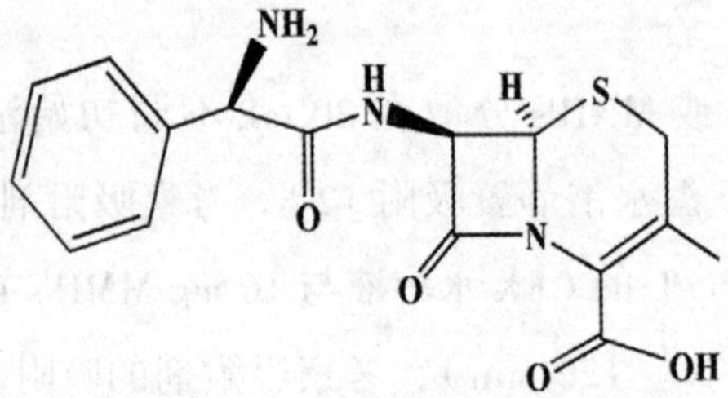

图 2-19　头孢氨苄的分子结构式

2.3.3.5　实际样品分析

分别从平顶山市湛河、白龟湖收集河水和湖水水样，将水样用微孔滤膜（孔尺寸为 0.45 mm）过滤。取 5.0 g 鲜鸡肉样品搅碎成均一的样品，然后加入一定量 15％的三氯乙酸（m/V），机械搅拌混合均匀，离心，过滤。上述预处理得到的样品配成含 CFX 加标量为 50 μg/L 水溶液。称取 5.0 mg MMIPs/MNIPs 分散到 10 mL 定标液中，搅拌 6 h。用 Nd-Fe-B 永久磁铁分离。将捕获 CFX 的 MMIPs（或 MNIPs）用 3.0 mL 乙腈除去非特异性吸附，随后用 10 mL 20％甲醇和醋酸的混合液洗涤，并在 298 K 氮气氛围下干燥。然后残留物用 1.0 mL 甲醇和醋酸溶液溶解，0.45 μm 滤膜过滤，用于 HPLC 测定其中 CFX 的浓度。

2.3.4　结果与讨论

2.3.4.1　SEM 和氮气吸附－解吸附分析

从图 2-20（a）可以看出，FACs 呈均匀的球形中空结构，直径约是 80～110 μm，表面粗糙并有许多细孔。从图 2-20（b）可以看出，共沉淀法制备的 MFACs 保持了 FACs 的球状颗粒形貌，与 FACs 相比，MFACs 呈现出光滑的表面。从图 2-20（f）可以看出 MMIPs 的表面很粗糙，包覆有一层印迹聚合层，可以推断通过乳液聚合能够获得比较均一的聚合物层。

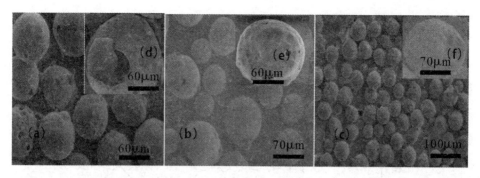

图 2-20　FACs（a）MFACs（b）和 MMIPs（c）的 SEM 照片及 FACs（d）、
MFACs（e）和 MMIPs（f）放大的 SEM 照片

从表 2-9 中可以看出，与 MNIPs 相比，MMIPs 拥有更大的比表面积、孔
容和平均孔尺寸。结果表明，MMIPs 和 MNIPs 的不同吸附性能不能完全归因
于形貌上的差异，还与产生专一性识别位点的印迹过程有关。

表 2-9　MMIPs 和 MNIPs 的氮气吸附－脱附分析比较

样品	比表面积 /（m²/g）	孔容 /（cm³/g）	平均孔尺寸 /nm
MMIPs	123.65	0.408	6.122
MNIPs	92.33	0.267	5.036

2.3.4.2　红外分析

由图 2-21（a）可知，在 3 521 cm^{-1} 和 1 630 cm^{-1} 处的吸收峰为 FACs
内表面 O—H 伸缩振动特征峰和内层水形变振动的特征峰。在 1 028 cm^{-1} 和
935 cm^{-1} 处的吸收峰分别为 FACs 的 Si—O 伸缩振动和 Si—O—Si 键的伸缩振动；
与图 2-21（a）相比，在 MFACs 的红外谱图中，632 cm^{-1} 和 545 cm^{-1} 处出现
了 Fe_3O_4 纳米粒子的 Fe—O 键特征吸收峰；从图 2-21（c）中可知，MFACs-
MPS 在 1 722 cm^{-1} 的特征峰表明乙烯基成功接枝于 MFACs；从图 2-21（d）
中可知，在 1 730 cm^{-1} 和 1 162 cm^{-1} 处出现的较强吸收峰可以分别归为 MAA
中的碳酰基的伸缩振动、EGDMA 酯基中 C—O 键的对称和不对称伸缩振动。

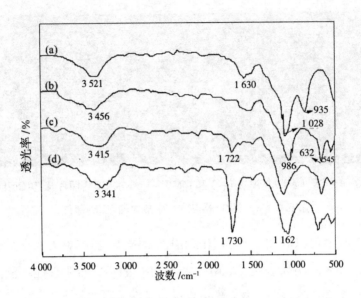

图 2-21　FACs（a）、MFACs（b）、MFACs-MPS（c）和 MMIPs（d）红外光谱图

2.3.4.3　XRD 分析

图 2-22（a）是 FACs 的 XRD 特征衍射测试结果，主要衍射峰为 SiO_2、Al_2O_3 和 Fe_2O_3 的特征谱图，说明 FACs 的主要成分为 SiO_2、Al_2O_3 和 Fe_2O_3 等复合氧化物。图 2-22（b）和（c）分别为 MFACs 和 MMIPs 的 XRD 特征衍射，MFACs 和 MMIPs 均出现了 4 个分别位于 35.45°、43.26°、57.55° 和 62.38° 处的 Fe_3O_4 特征衍射峰。这些峰值分别归属于 Fe_3O_4 在（311）、（400）、（511）和（440）处的特征峰（JCPDS No. 19-0629）。图中 MFACs 和 MMIPs 的 XRD 谱图相似，说明它们具有相似的结构和晶面间距。由于 MMIPs 表面具有印迹聚合物层，MMIPs 的 XRD 谱图中衍射峰强度发生了明显的下降。

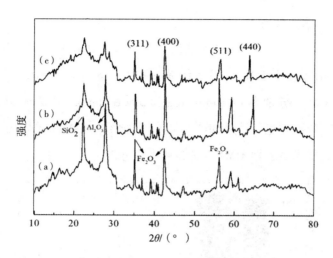

图2-22 FACs（a）、MFACs（b）和MMIPs（c）的XRD谱图

2.3.4.4 TGA分析

图2-23分别为MFACs（a）、MMIPs（b）和MNIPs（c）的热重分析图。在初始的200 ℃内，MFACs、MMIPs和MNIPs对应的失重率分别为9.56%、23.67%和31.89%，主要是由于游离水的失重。当温度升至600 ℃时，MMIPs和MNIPs出现了较大的失重，失重率分别为52.22%和59.11%，这归因于表面印迹聚合层的分解。600 ℃时MMIPs和MNIPs残留的物质可以认为是热阻性的FACs粒子、磁性纳米粒子和少量的炭。

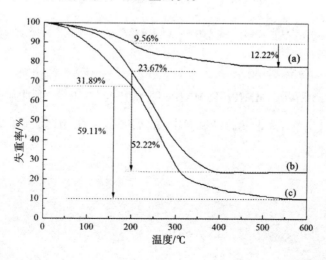

图2-23 MFACs（a）、MMIPs（b）和MNIPs（c）的热重分析图

2.3.4.5 磁性能分析

从图 2-24（a）可以看出两条曲线的形状和变化趋势类似，都是关于原点对称，表明 MFACs 和 MMIPs 都具有超顺磁性。室温下 MFACs 和 MMIPs 的饱和磁化强度（M_s）分别为 12.155 emu/g 和 5.826 emu/g。考察了 MMIPs 在水中的分散性和磁分离效能，结果如图 2-24(b)所示。MMIPs 可均匀分散于水中，在外加磁场的作用下磁性 MMIPs 能够从水中分离。

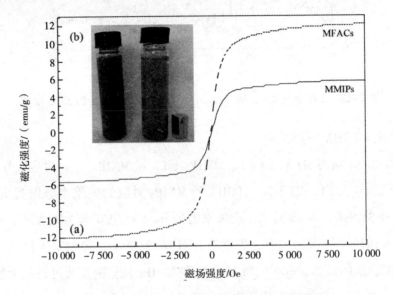

图 2-24　试样磁性及磁分离测试结果

（a）MFACs 和 MMIPs 在室温时的磁滞回线；（b）悬浮在水中（左边）和在外加磁场作用下（右边）MMIPs 的照片

2.3.4.6 溶液 pH 值的影响

如图 2-25 所示，MMIPs 和 MNIPs 的等电点（PZC）分别为是 7.5 和 8.0，因此在 pH 值小于 7.5 的条件下 MMIPs 带正电荷，在 pH 值大于 7.5 的条件下 MMIPs 带负电荷。

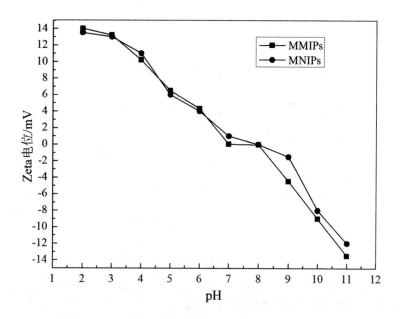

图 2-25　印迹 / 非印迹材料表面 Zeta 电位随 pH 的变化

从图 2-26 可以看出，当初始 pH 值在 2.0 ～ 7.0 范围内，MMIPs 和 MNIPs 对 CFX 的吸附容量随着 pH 值的增加而增加，在 pH=7.0 时吸附容量达到最大值，即 43.52 mg/g。这与 CFX 在不同 pH 条件下呈现的形态及印迹吸附材料表面所带的电荷有关。CFX 的 pK_a 值为 5.2 和 7.3，因此 CFX 在水溶液中会以正价态、分子态和负价态形式存在。当水溶液的 pH 为 2.0 ～ 5.0 时，带正电荷的离子态的 CFX 在溶液中占据主导位置，此时印迹吸附材料表面也带正电荷，而吸附容量随着 pH 值的增加而增加，表明在低 pH 值时，选择性结合位点与目标分子之间的亲和力是吸附的主要驱动力。当 pH 大于 5.0 时，表面官能团遇 OH⁻ 离子会去质子化，质子化的 CFX 在水中的溶解度更大，其亲水能力更强。pH 值从 8.0 到 11.0，由于带负电荷的离子态 CFX 与印迹材料官能团静电排斥作用增强，故在溶液 pH 值为 7.0 ～ 11.0 范围内，MMIPs 和 MNIPs 的吸附容量随 pH 的增大显著下降。

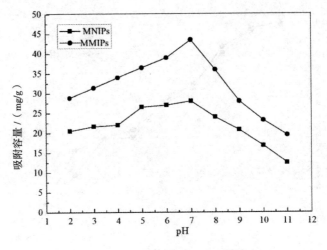

图 2-26　pH 值对吸附 CFX 的影响

2.3.4.7　吸附动力学和吸附等温线

图 2-27 为 MMIPs 和 MNIPs 对 CFX 的吸附动力学数据（a）和准二级动力学模型线性拟合曲线（b）。在初始 30 min 内，MMIPs 和 MNIPs 对 CFX 的吸附率快速增加，60 min 后，吸附逐渐趋于平衡，在相同吸附时间内，MMIPs 对 CFX 的吸附率高于 MNIPs，说明 MMIPs 具有特殊的结合位点，对模板分子 CFX 具有吸附特异性。

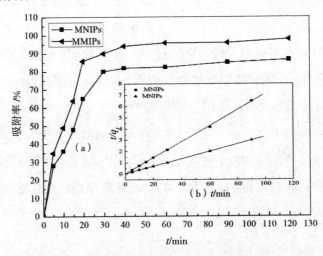

图 2-27　MMIPs 和 MNIPs 对 CFX 的吸附动力学情况

（a）MMIPs 和 MNIPs 吸附动力学数据；（b）准二级动力学模型线性回归拟合

将吸附动力学数据用准一级动力学方程式（2-3）和准二级动力学方程式（2-4）进行拟合，结果见表 2-10。

表 2-10　MMIPs 和 MNIPs 的动力学常数

样品	$q_{m,exp}$ / (mg/g)	一级动力学模型			二级动力学模型		
		$q_{e1,cal}$ / (mg/g)	k_1 /min^{-1}	R^2	$q_{e2,cal}$ / (mg/g)	k_2 /[mg/ (g·min)]	R^2
MMIPs	51.22	48.31	0.093	0.939	50.14	0.046	0.999
MNIPs	39.14	35.47	0.089	0.975	38.27	0.569	0.999

由图 2-28 可以看出，MMIPs 和 MNIPs 对 CFX 的平衡吸附容量随着 CFX 平衡浓度的增加，先是迅速增加然后增加缓慢，并且 MMIPs 对 CFX 的吸附容量明显大于 MNIPs，表明 MMIPs 对模板分子 CFX 具有吸附特异性。

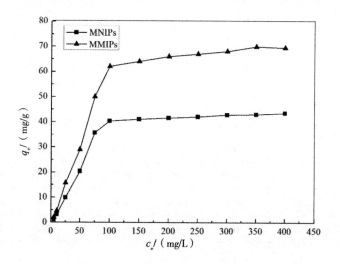

图 2-28　MMIPs 和 MNIPs 的吸附等温线

图 2-28 中吸附平衡数据分别用式（2-5）和式（2-6）拟合所得参数见表 2-11。从表 2-11 中可以看出，Langmuir 等温模型能较好地拟合 MMIPs 和 MNIPs 对 CFX 的吸附平衡数据，可以推断 MMIPs 对 CFX 的吸附是单分子层吸附，最大单分子层吸附容量为 69.55 mg/g。

表2-11　MMIPs 和 MNIPs 吸附 CFX 的等温吸附常数

样品	$q_{m,exp}$/（mg/g）	$q_{m,cal}$/（mg/g）	Langmuir K_L/（L/mg）	R^2	Freundlich K_f/（g/L）	n	R^2
MMIPs	69.55	65.24	0.0368	0.999	1.398	2.654	0.925
MNIPs	52.33	43.29	0.0302	0.999	1.429	2.311	0.956

2.3.4.8　吸附选择性

表2-12 数据表明，与 MNIPs 相比，MMIPs 的 K_d、k 值明显增加，这是因为印迹材料表面有具有识别能力的专一性结合位点，使 MMIPs 对模板分子 CFX 具有选择识别能力和吸附特异性。k′ 值是结合位点对模板分子识别亲和力的量化参数，k′ 值表明 MMIPs 对 CFX 的专一性识别能力是 MNIPs 的 8.087 ～ 12.542 倍。虽然 CFX 与 AMP 的结构类似，但 CIP 的平衡浓度仍比 AMP 低得多，表明模板分子官能团对印迹孔穴的记忆作用与 MMIPs 的识别性能有很大关系。

表2-12　分配系数、选择性系数和相对选择性系数数据

抗生素类化合物	MMIPs			MNIPs			k'
	c_e/（mg/L）	K_d/（L/g）	k	c_e/（mg/L）	K_d/（L/g）	k	
CFX	22.36	6.052	—	37.35	0.388	—	—
AMP	43.69	0.625	9.683	45.22	0.502	0.772	12.542
TC	53.28	0.889	6.807	58.18	0.486	0.798	8.530
SMZ	62.88	0.602	10.053	66.94	0.312	1.243	8.087

2.3.4.9　实际样品应用

按照本小节实验过程介绍的分析方法，测定了鸡肉、河水和湖水中的 CFX。图 2-29 给出了加标鸡肉样品（a）、MMIPs（b）和 MNIPs 提取样品后溶液（c）的高效液相色谱图。如图 2-29（a）所示，加标的鸡肉样品中，由于 CFX 浓度较低，没有被检测出。经过 MMIPs 和 MNIPs 分离富集，富集倍数为 30.5。如

图 2-29（b）和（c）所示，5.5 min 处均出现 CFX 色谱峰，并且经 MMIPs 富集后检测出的 CFX 色谱峰值明显高于 MNIPs，主要是由于 MMIPs 对 CFX 具有识别能力的专一性结合位点。三种样品的加标回收率在 94.22％～ 97.32％之间，RSD ≤ 5.3％。故本研究所制备的 MMIPs 能够有效分离 / 富集环境样品中的痕量 CFX。河水、湖水和鸡肉的测定结果和回收率如表 2-13 所示。

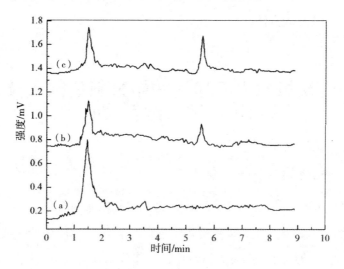

图 2-29　高效液相色谱图

（a）加标鸡肉样品溶液；（b）用 MNIPs 提取后的样品溶液；（c）用 MMIPs 提取后的样品溶液

表 2-13　河水、湖水和鸡肉的测定结果和回收率

样品	检测结果	加入量 /（μg/L）	测试结果 /（μg/L）	回收率 /%	RSD（％,n=5）
河水	未检出	50.0	48.6	97.32	5.3
湖水	未检出	50.0	47.7	95.43	4.5
鸡肉	未检出	50.0	47.1	94.22	3.6

2.3.5　结论

以乙烯基改性的 MFACs 为基质材料，利用乳液聚合法制备 MMIPs。通过系列表征手段对其物理化学性质进行表征，结果表明，该印迹材料具有较好

的热稳定性和超顺磁性。准二级动力学模型能较好地描述 MMIPs 对 CFX 的吸附动力学行为，即化学吸附是速率控制步骤；Langmuir 等温模型能较好地拟合 MMIPs 对 CFX 的吸附平衡数据，pH =7.0 时、25 ℃时，MMIPs 的单分子层吸附容量为 69.55 mg/g。选择性吸附实验表明，MMIPs 对 CFX 具有较好的亲和力和选择识别性，该研究建立了 MMIPs 固相萃取－高效液相色谱紫外检测环境样品中痕量 CFX 的方法。

2.4　磁性炭微球表面印迹吸附材料的制备及其对氨苄西林识别与选择性吸附

2.4.1　引　言

氨苄西林（ampicillin，AMP）属于 β－内酰胺类抗生素（BLAs），自 20 世纪 70 年代以来，β－内酰胺类抗生素已经成为最广泛使用的一类抗菌药物，被应用于人类、动物疾病的预防和治疗，并作为动物生长促进剂添加到动物饲料中；在生物代谢过程中绝大部分抗生素以药物原形随粪便和尿液直接排出体外，最终进入水环境中，成为环境中潜在的新型污染物。目前国内外已有关于在土壤、水体等环境样品，以及食品样品检测到不同浓度抗生素的诸多报道。残留在环境和食品样品中的抗生素虽然可能只是痕量水平，但由于其本身具有较强的生物反应活性、持久性、难生物降解性等特点，对人类和水生、陆生生物会产生长期性的潜在危害。由于环境和食品样品基质复杂，待测物含量低，如何从复杂体系中有效识别和分离痕量 β－内酰胺类抗生素残留是一个亟待解决的问题。

表面分子印迹是一种对模板分子的形状、尺寸具有记忆性结合位点的技术。该技术把模板分子识别位点建立在基质材料的表面，有效地克服了传统印迹技术中印迹空穴包埋过深、吸附容量较小和识别效率低等缺点。近年来，表面分子印迹技术在环境监测、废水处理领域的应用较多，被大量用于环境中抗生素、雌激素等污染物残留的选择性分离/富集。Zhang 等将磁性分子印迹

聚合物用于牛奶中 β – 内酰胺类抗生素选择性识别和分离。Pan 等以酵母菌为载体制备了温敏型的表面印迹聚合物，并将其用于头孢氨苄抗生素的选择性识别。

核桃壳是一种产量丰富、价格低廉、富含纤维素和木质素等有机物质的农林废弃物。农林废弃物生物质炭因其具有较高的孔隙度和巨大的表面积，已经广泛用于环境中各类极性或非极性有机污染物吸附去除。目前，以农林废弃物生物炭为基质材料制备分子印迹聚合物用于环境中抗生素的选择性识别与分离的研究还较少。与其他基质材料如二氧化硅、石墨等相比，农林废弃物生物炭作为基质材料制备分子印迹聚合物具有成本低、易获得、含有丰富活性基团而不需要进一步修饰等优势。

本研究通过溶剂热合成法利用核桃壳制备磁性炭微球，以磁性炭微球为基质材料，氨苄西林为模板，甲基丙烯酸（MAA）为功能单体，乙二醇双甲基丙烯酸酯（EGDMA）和 $N,N-$ 亚甲基双丙烯酰胺（BIS）为交联剂，$2,2'$ 偶氮二异丁基脒二盐酸盐（AIBA）作为引发剂，在甲醇 / 水的混合体系中制备出磁性炭微球表面印迹吸附材料，并用于环境中氨苄西林的选择性识别与分离。

2.4.2 材料与仪器

2.4.2.1 主要材料

六水氯化铁 $FeCl_3 \cdot 6H_2O$、醋酸钠、乙二醇、聚乙二醇，从国药集团化学试剂有限公司（上海，中国）获得。氨苄西林（AMP）、头孢氨苄（CFX）、四环素（TC）、磺胺嘧啶（SD）、甲基丙烯酸（MAA）、乙二醇双甲基丙烯酸酯（EGDMA）、$N,N-$ 亚甲基双丙烯酰胺（BIS）、聚乙烯吡咯烷酮（PVP）、$2,2'$ 偶氮二异丁基脒二盐酸盐（AIBA），从阿拉丁试剂有限公司（上海）购买。盐酸、甲醇、醋酸，从河南省金硕化学试剂有限公司（河南，郑州）购买。其他化学试剂均为分析纯。实验用水为二次蒸馏水。

2.4.2.2 主要仪器设备

傅里叶变换红外装置（FT–IR，NEXUS–470）；透射电子显微镜（transmission electron microscopy，TEM）），日本，JEOL IEM–200CX；热重分析仪（thermogavimetric analyzer，TGA），德国，Netzsch STA 449C 型，温度范围为 25 ～ 800 ℃，升温速率为 5.0 ℃/min；样品振动磁强计（VSM，7300，Lakeshore）；高效液相色谱仪（1200 LC，Agilent，Germany）、原子吸收分光光度计（atomic absorption spectrophotometer，AAS），中国，TBS-990 型；紫外可见分光光度计（UV-2450，Shimadzu，Japan）；高效液相色谱仪（1200 LC，Agilent，Germany），20 μL 注射器，流动相为甲醇和去离子水（25：75，V/V），流动相速度 1.0 mL/min，温度 25 ℃。

2.4.3　实验过程

2.4.3.1　磁性炭微球（MCMs）的制备

将烘干的核桃壳粉碎至粒径在 2.0 ～ 4.0 mm，通过 3.0 mol/L 的盐酸，在 70 ℃下回流 12 h，用蒸馏水洗涤多次至中性，烘干至恒重，得到酸活化核桃壳颗粒。将 5 g 酸活化核桃壳颗粒与 2.0 g FeCl$_3$·6H$_2$O、5 g 醋酸钠溶于 500 mL 乙二醇中，超声搅拌 60 min，混合均匀，随后加入 2.0 g 聚乙二醇，室温下磁力搅拌 10 h，随后此混合物放在氮气气氛下的管式炉中以 3.0 ～ 5.0 ℃/min 升温至 500 ℃，维持该温度煅烧 3 h，煅烧产物用乙醇洗涤多次后，干燥至恒重，得到磁性炭微球（MCMs）。

2.4.3.2　磁性炭微球表面分子印迹吸附材料（MMIPs）的制备

0.5 g 模板分子氨苄西林、3.0 mL 甲基丙烯酸（MAA）加入 150 mL 体积比为 4：1 的甲醇与水的混合液中，混合体系氮气保护下超声 60 min；随后向上述混合液中加入 10.0 g 乙二醇双甲基丙烯酸酯（EGDMA）和 3.0 g N,N- 亚甲基双丙烯酰胺（BIS），搅拌至完全溶解后继续加入 5.0 g 磁性炭微球、0.2 g 聚乙烯吡咯烷酮（PVP），氮气保护下室温超声 60 min 混合均匀；最后向上述溶液中加入 0.2 g 2,2′ 偶氮二异丁基脒二盐酸盐（AIBA）为引发剂，上述混合反应的氮气保护下室温反应 16 h。所得产物用 Nd-Fe-B 永久磁铁收集，用无水乙醇和蒸馏水多次洗涤，最后用甲醇和乙酸为 9：1（V/V）的混合液索氏提取 24 h，直到洗脱液中检测不到模板分子，60 ℃真空干燥，得到磁性炭微球表面印迹吸附材料（MMIPs）。磁性炭微球表面非印迹吸附材料（MNIPs）的制备方法同上，只是过程中不加模板分子。

2.4.3.3　吸附实验

10 mL 不同初始浓度（10～200 mg/L）的 AMP 溶液与 10 mg 的 MMIPs（或 MNIPs）混合，在 25 ℃恒温振荡 60 min，考察吸附材料的吸附等温线；10 mL 初始浓度为 100 mg/L 的 AMP 水溶液与 10 mg（或 MNIPs）反应，在 25 ℃恒温振荡至所需时间（5～180 min），考察吸附材料的吸附动力学；用 1.0 mol/L HCl 和 1.0 mol/L NaOH 调节溶液 pH 为 2.0～11.0，考察 pH 值对吸附过程的影响。上述溶液经振荡后磁吸分离，水相中残留的 AMP 量用紫外可见分光光度计在波长为 325 nm 处测量。吸附率（$E\%$）与平衡吸附量（q_e，mg/g）根据式（2-1）和式（2-2）计算。

2.4.3.4　吸附选择性实验

为了考察 MMIPs 吸附剂的选择性，各取 10 mg MMIPs 或 MNIPs 吸附剂分别加入含有 10 mL 20 mg/L 的 AMP 溶液的 25 mL 容量瓶内，随后在 AMP 溶液中分别加入 20 mg/L 的 TC、SD 和 CFX 溶液形成二元溶液，其 pH 值为 6.0，将吸附剂与二元溶液作用进行研究。在 25 ℃恒温下振荡 6 h 后，磁吸分离，0.45 μm 膜过滤，用波长为 325 nm 的高效液相色谱法检测（甲醇和去离子水混合溶液，25 : 75，V/V）。

2.4.3.5　漏磁实验

为了检验所制备 MMIPs 的漏磁情况，将 50 mg MMIPs 分别加入 pH 值为 2.0～10.0 的 10 mL 蒸馏水中，室温振荡 24 h 后，用永磁铁将 MMIPs 从溶液中分离，用 FAAS 法测定溶液中铁离子的含量。

2.4.4　结果与讨论

2.4.4.1　红外分析

图 2-30 是核桃壳、磁性炭微球、磁性炭微球表面印迹吸附材料的红外光谱图。从图 2-30（a）中可知，在 3 420 cm⁻¹ 和 1 642 cm⁻¹ 处的吸收峰为核桃壳羟基（—OH）峰和 CH、CH₂ 中 C—H 键伸缩振动峰，1 430 cm⁻¹ 和 1 057 cm⁻¹ 处的强吸收峰为核桃壳 C=O 和 O—H 伸缩振动峰；从图 2-30（b）中可知，磁性炭微球在 529 cm⁻¹ 和 573 cm⁻¹ 处都出现了 Fe_3O_4 纳米粒子的 Fe—O 键特

征吸收峰；从图 2-30（c）中可知，在 1 725 cm⁻¹ 和 1 285 cm⁻¹ 处的强吸收峰，是羧基中 C=O 的伸缩振动、EGDMA 酯基中 C—O 的对称振动。结果表明，在引发剂 AIBA 存在下，MAA 和 EGDMA 在磁性炭微球表面成功发生了聚合。

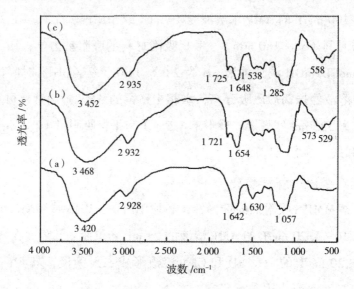

图 2-30　核桃壳（a）、磁性炭微球（b）、磁性炭微球表面印迹吸附材料（c）红外光谱

2.4.4.2　TGA 分析

图 2-31 分别为 MCMs（a）、MMIPs（b）和 MNIPs（c）的热重分析图。在初始的 300 ℃内，MCMs、MMIPs 和 MNIPs 热稳定性较好，不易产生分解，对应的失重率分别为 3.25％、6.32％和 12.56％，主要是由于少量游离水的失重。当温度升至 800 ℃时，由于表面印迹聚合层的分解，MMIPs 和 MNIPs 出现了较大的失重，失重率分别为 66.68％和 67.94％。MMIPs 和 MNIPs 的质量损失趋势较相似，MMIPs 的总损失比 MNIPs 少了 1.42％，可能是 MMIPs 表面有印迹部分的原因。800 ℃时 MMIPs 和 MNIPs 残留的物质主要是热阻性的 Fe_3O_4 磁性纳米粒子和少量的炭。

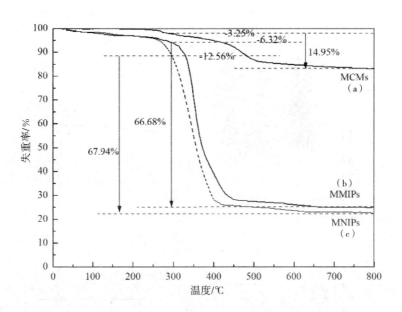

图 2-31　MCMs、MMIPs 和 MNIPs 的热重分析图

2.4.4.3　磁性能分析

图 2-32（a）是 MCMs 和 MMIPs 在室温时的磁滞回线。比较图中的两条磁滞回线，可以看出两条曲线的形状和变化趋势类似，并且都是关于原点对称，表明 MCMs 和 MMIPs 都具有超顺磁性。室温下 MCMs 和 MMIPs 的饱和磁化强度（M_s）分别为 8.252 emu/g 和 3.125 emu/g。从图可知 MMIPs 仍拥有足够的磁性响应能力，其磁性分离效果明显。

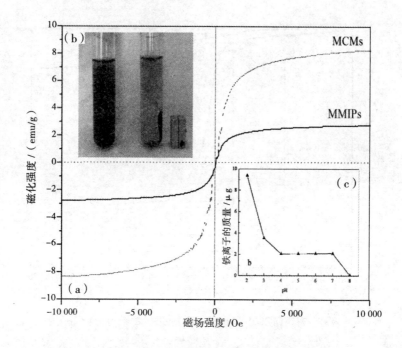

图2-32　样品的磁性分析与磁分离性能测试

（a）MCMs 和 MMIPs 在室温时的磁滞回线；（b）悬浮在水中（左边）和在外加磁场作用下（右边）MMIPs 的照片；（c）pH 值对 MMIPs 磁稳定性的影响

　　考察了 MMIPs 在水中的分散性和磁分离效能，结果如图 2-32（b）所示，MMIPs 可均匀分散于水中，在外加磁场的作用下，20 s 内能够将其从水中快速分离，表明 MMIPs 有较好的回收再生性能。图 2-32（c）为 pH 值对 MMIPs 磁稳定性的影响，在 pH 值为 4.0～8.0 的范围内，几乎没有铁离子从 MMIPs 中泄漏出来，随着 pH 值的减小，铁离子的泄漏量稍有增加。在 pH=2.0 时，MMIPs 的漏磁量最大，每 50 mg MMIPs 中约有 9.375 μg 铁离子泄漏。结果表明，在实验选定 pH=6.0 的条件下，MMIPs 能有效避免磁漏。这一研究结果对于 MMIPs 应用于饮用水（实际 pH 值接近 7.0）中 AMP 分子的识别和分离具有重要意义。

2.4.4.4 TEM 分析

从图 2-33（a）可以看出，所制备的磁性炭微球（MCMs）颗粒没有发生明显的团聚，分散性良好，呈均匀的球形结构，尺寸在 100～200 nm 之间。随后 MCMs 作为磁性基质材料，2,2′偶氮二异丁基脒二盐酸盐（AIBA）作为引发剂，在其表面发生 MAA、BIS 和 EGDMA 的共聚合。图 2-33（b）为表面印迹聚合物的透射电镜图，表面聚合物层的厚度大约为 50～80 nm。因此，可以推论出 MAA、BIS 和 EGDMA 能够在 AIBA 引发下发生聚合反应且能够获得比较均一的聚合物层。

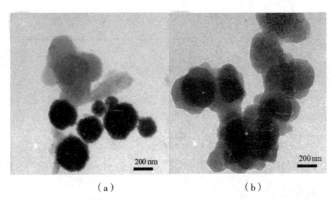

（a） （b）

图 2-33 MCMs（a）和 MMIPs（b）的透射电镜图

2.4.4.5 pH 值对吸附性能的影响

图 2-34 为 pH 值对 MMIPs 和 MNIPs 吸附氨苄西林（AMP）的影响（a）和初始 pH 对平衡 pH 值的影响（b）。当初始 pH 值在 2.0～6.0 范围内，MMIPs 和 MNIPs 对 AMP 的吸附容量随着 pH 值的增加而增加，从图中还可以看出，MMIPs 对 AMP 的吸附容量在 pH=6.0 时达到最大值，即 39.63 mg/g。表明在低 pH 值时，选择性结合位点与目标分子之间的亲和力是吸附的主要驱动力。在初始 pH 值为 2.0～6.0 的范围内，溶液平衡 pH 值与其初始 pH 值变化缓慢，但是在初始 pH 值为 6.0～11.0 范围内，溶液平衡 pH 值明显低于其初始 pH 值，MMIPs 和 MNIPs 的吸附容量也随 pH 的增大显著下降。综上所述，本研究选用测试溶液的 pH 值 =6。

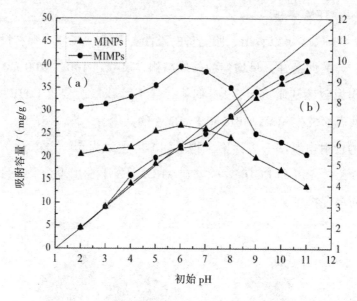

图 2-34　pH 值对吸附 AMP 的影响（a）和初始 pH 对平衡 pH 值的影响（b）

2.4.4.6　吸附等温线和吸附动力学

MMIPs 和 MNIPs 对 AMP 的吸附通过式（2-5）、式（2-6）和 Dubinin–Radushkevich 等温线模型拟合。

Dubinin–Radushkevich 吸附等温式为

$$\ln q_{e} = \ln q_{m} - K \varepsilon^{2} \tag{2-10}$$

$$\varepsilon = RT \ln\left(1 + 1/c_{e}\right) \tag{2-11}$$

$$E = \left(2K\right)^{-1/2} \tag{2-12}$$

q_{e} 为平衡时的吸附容量（mg/g），q_{m} 为饱和吸附容量（mg/g），c_{e} 为被吸附物质的平衡浓度（mg/L），K_{L} 为与吸附能力有关的常数（L/mg）。K_{f} 为与吸附能力有关的常数（g/L），n 为与温度有关的常数，当 n 在 2～10 之间时易于吸附。R 为理想气体常数 [8.314J/（mol·K）]，T 为热力学温度（K），E 为平均吸附能（kJ/mol），K 为与能量有关的常数（mol²/kJ²），ε 为吸附势（kJ/mol）。

MMIPs 和 MNIPs 对 AMP 的吸附等温线如图 2-35 所示。由图 2-35 可以看出，随着 AMP 平衡浓度的增加，MMIPs 和 MNIPs 对 AMP 的平衡吸附容量先是迅速增加，然后缓慢增加，最终达到最大值。同时 MMIPs 对 AMP 的吸附容量明显大于 MNIPs，表明 MMIPs 的结合位点对 AMP 有优先的"响应"，主要是由于印迹聚合物对印迹分子具有吸附特异性。

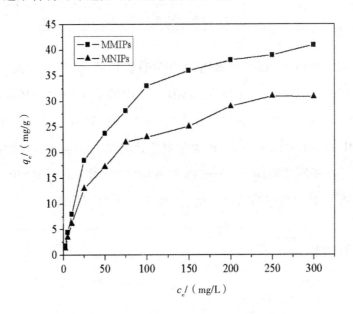

图 2-35 MMIPs 和 MNIPs 的吸附等温线

根据图 2-35 中的数据，分别用方程式拟合所得参数见表 2-14。从表 2-14 中可以看出，Langmuir 等温模型能更好地拟合 MMIPs 和 MNIPs 对 AMP 的吸附平衡数据，表明 MMIPs 和 MNIPs 对 AMP 的吸附是单分子层吸附，最大单分子层吸附容量为 40.96 mg/g。由 Freundlich 线性方程拟合得到的 n 值大于 2，表明在研究范围内均为优惠吸附过程。MMIPs 和 MNIPs 对 AMP 的平均吸附能在 21.84 ~ 27.75 kJ/mol 之间，可见 MMIPs 和 MNIPs 在吸附 AMP 过程中，化学吸附是主要的限速步骤。

表 2-14 印迹吸附材料和非印迹吸附材料吸附 AMP 的等温吸附常数

样品	$q_{m,exp}$/ (mg/ g)	Langmuir			Freundlich			Dubinin–Radushkevich			
		$q_{m,cal}$/ (mg/ g)	K_L/ (L/ mg)	R^2	K_f/ (g/ L)	n	R^2	$q_{m,cal}$/ (mg/ g)	$K \times 10^4$/ (mol²/kJ²)	E/ (kJ/ mol)	R^2
MMIPs	40.96	42.75	0.0254	0.999	1.765	2.689	0.918	37.33	6.8	27.75	0.945
MNIPs	30.85	33.12	0.0245	0.996	1.350	2.646	0.956	30.15	12.0	21.84	0.961

MMIPs 和 MNIPs 对 AMP 的吸附动力学数据用式（2-3）和式（2-4）吸附动力学方程进行拟合。图 2-36 为 MMIPs 和 MNIPs 对 AMP 的吸附动力学数据（a）和准二级动力学模型线性拟合曲线（b）。从图中可以看出，在初始 30 min 内，MMIPs 和 MNIPs 对 AMP 的吸附量快速增加，60 min 后吸附量逐渐趋于动态平衡，在相同的时间下，MMIPs 对 AMP 的吸附率高于 MNIPs，说明印迹过程使 MMIPs 具有特殊的结合位点，从而提高其吸附性能。

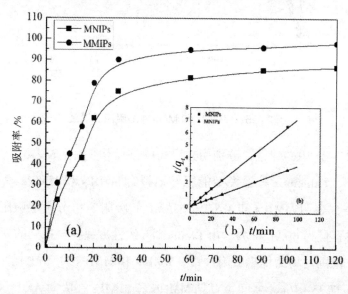

图 2-36 MMIPs 和 MNIPs 吸附动力学数据（a）；准二级动力学模型线性回归拟合（b）

将吸附动力学数据用准一级动力学方程和准二级动力学方程进行拟合，表 2-15 列出了 MMIPs 和 MNIPs 的吸附动力学常数。可以发现，MMIPs 和 MNIPs 吸附 AMP 动力学数据符合准二级动力学方程（相关性系数 R^2 均大于 0.999），以上结果同时说明了 AMP 分子是通过共价力等化学键与结合位点牢固地结合，并且化学成键过程是整个吸附过程的速控步骤。

表 2-15 MMIPs 和 MNIPs 的动力学常数

样品	$q_{m,exp}$ /（mg/g）	一级动力学模型			二级动力学模型		
		$q_{e1,cal}$ /（mg/g）	k_1 /min^{-1}	R^2	$q_{e2,cal}$ /（mg/g）	k_2 /[mg/（g·min）]	R^2
MMIPs	33.56	16.01	0.065	0.944	32.88	0.033	0.999
MNIPs	16.02	5.09	0.067	0.956	14.76	0.302	0.999

2.4.4.7 吸附选择性

为了研究 MMIPs 对模板分子的吸附选择性，SD、TC 和 CFX 分别加入 AMP 溶液中形成双组分溶液，在其他竞争抗生素存在下，MMIPs 对 CFX 的去除率如图 2-37 所示。从图中可以看出，在竞争分子存在的双组分溶液中，MMIPs 对 AMP 仍然显示出较高的去除率。这是由于竞争分子与模板分子的大小、结构和官能团的不同而不能完全匹配印迹内腔的识别位点。虽然 AMP 与 CFX 的结构类似，MMIPs 对 CFX 的去除率仍然低于对 AMP 的去除率，表明构象记忆对特定官能团的记忆发挥了重要作用。

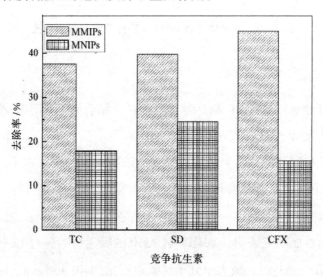

图 2-37 MMIPs 和 MNIPs 对 AMP 的选择吸附

2.4.4.8　吸附材料的再生性能

MMIPs 吸附 AMP 达到平衡后，用 Nd-Fe-B 永磁铁将 MMIPs 从溶液中分离，弃去上清液，将甲醇和醋酸的混合溶液（9：1，V/V）作为洗脱剂，取 5.0 mL 洗脱剂超声条件下 30 min 对 MMIPs 进行洗脱。按照上述方法 5 次吸附／解吸附循环。图 2-38 为 MMIPs 对 AMP 5 次再生的吸附容量。经 5 次再生后的 MMIPs 在单一 AMP 溶液，以及结构相似抗生素分子的混合溶液中对 AMP 的吸附容量分别降低了 11.11％和 14.76％，表明 MMIPs 具有优良的再生性能。

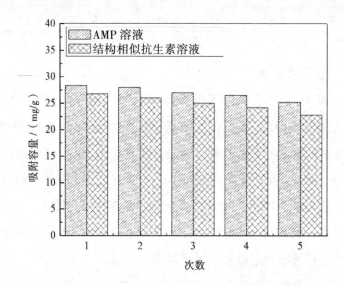

图 2-38　5 次循环后 MMIPs 的稳定性和再生性能

2.4.5　结　论

（1）以磁性炭微球（MCMs）为基质材料，结合表面印迹技术成功制备了磁性炭微球表面印迹材料（MMIPs）。采用吸附实验研究了 MMIPs 对 AMP 的识别与选择性吸附性能，结果表明，与其他结构相似的抗生素相比，MMIPs 对 AMP 具有较好的亲和力和选择识别性，其吸附性能优于 MNIPs，表明 MMIPs 上有 AMP 的印迹结合位点。

（2）吸附性能研究表明，MMIPs 对 AMP 的吸附行为符合 Langmuir 吸附等温模型，在 pH = 6.0 时，最大单分子层吸附容量为 40.96 mg/g。动力学分析结果表明，MMIPs 对 AMP 吸附过程符合准二级动力学方程，并且在 60 min 即可达到吸附平衡，通过外加磁场可以将 MMIPs 从溶液中快速分离出来。MMIPs 可以在 5 次循环使用之内仍能保持较好的吸附性能。该材料在饮用水和食品中痕量 AMP 的提取、分离、吸附等方面将有较好的应用前景。

2.5　椰子壳生物质炭微球表面印迹材料对酚类污染物吸附研究

2.5.1　引　言

酚类化合物尤其是氯酚已被大量应用于杀虫剂、除草剂和杀菌剂等领域。由于它们具有生物累积性、强毒性和稳定性，氯酚及其废水在环境中的排放也受到了大家的广泛关注。目前氯酚已被美国环保局（U.S. Environmental Protection Agency，U.S. EPA）列为水环境中的典型有毒污染物。

目前，对于酚类化合物的处理方法有很多，传统水处理技术根本无法满足深度处理的需求。吸附法具备的显著优势：操作简便、效率高、能耗低、投资费用低、不产生二次污染、不会带来毒性更大或更难降解的污染物。常用的吸附剂（如有机离子交换树脂和无机吸附材料等）普遍存在热稳定性差、选择性差、吸附容量小，平衡时间长等缺点。因此，开发高选择性、大吸附容量、优良再生性能的新型吸附剂，建立靶向分离 / 富集体系，是目前非常活跃的研究领域。

自然界中存在多种多样、形貌各异的生物材料，如秸秆、果壳等农业废弃物，其来源广泛、成本低廉，大多被当作垃圾填埋或者焚烧。若加以有效利用，可以大大降低制备功能型材料的成本。目前，生物质材料已经被用于制备 Pickering 乳液。Pickering 乳液聚合法是合成具有特殊结构和功能高分子材料的有效手段，Pickering 乳液低毒、无皂、低成本并对环境友好。分子印迹聚合物（MIPs）是通过分子印迹技术合成对目标分子具有特异性识别与选择性吸附的聚合物。将 Pickering 乳液聚合法应用到分子印迹技术中可以制备粒径均匀可控、形貌规整、机械强度高、稳定性高的环境友好的分子印迹聚合物微球。因此，如何提供一种以成本低廉的农业废弃物为原料，制备对酚类环境内分泌干扰物具有特异性分离富集作用的生物质炭微球表面印迹材料具有重要意义。

2.5.2　材料与仪器

2.4.2.1　主要材料

氢氧化钾、乙醇、烟酰胺、1-（3-羟基正丙基）环戊醇、2,6-二氯苯酚、4-乙烯基吡啶、十六烷、2,6-二氯苯酚、2-乙烯基苯、2,2-偶氮二（2-甲基丙基咪）二盐酸盐（APPH），从阿拉丁试剂有限公司（上海）购买。甲醇、醋酸，从河南省金硕化学试剂有限公司（河南，郑州）购买。其他化学试剂均为分析纯。实验用水为二次蒸馏水。

2.4.2.2　主要仪器设备

扫描电子显微镜（SEM），JEOL IEM-200CX 型，日本 JEOL 公司；热重分析仪（thermogavimetric analyzer，TGA），德国，Netzsch STA 449C 型，温度范围为 25～800℃，升温速率为 5 ℃/min；样品振动磁强计（VSM，7300，Lakeshore）；高效液相色谱仪（1200 LC，Agilent，Germany）、原子吸收分光光度计（atomic absorption spectrophotometer，AAS），中国，TBS-990 型；紫外可见分光光度计（UV-2450，Shimadzu，Japan）；高效液相色谱仪（1200 LC，Agilent，Germany），20 μL 注射器，流动相为甲醇和去离子水（25：75，*V/V*），流动相速度为 1.0 mL/min，温度 25 ℃。

2.5.3　实验过程

2.5.3.1　椰子壳生物质炭微球的制备

将废弃的椰子壳经蒸馏水清洗后干燥、破碎、筛分至 200～300 μm，制成椰子壳粉末，将上述制备的椰子壳粉末与氢氧化钾按照 1：（0.5～2）的质量比混合均匀；然后，向上述混合物中加入烟酰胺和 1-（3-羟基正丙基）环戊醇，加入量为上述混合物质量的 1.5%～2.0%，且烟酰胺和 1-（3-羟基正丙基）环戊醇的质量比为（1～2）：1，随后将混合物放入研钵进行研磨；

然后将混合物放入管式炉中，按照流速为 $100 \sim 150$ mL/min 通入氮气，通入时间 $1 \sim 4$ h，随后以 $8 \sim 12$ ℃/min 升温速率升温 $500 \sim 800$ ℃，并保持 $3 \sim 6$ h，之后冷却至室温，得到改性椰子壳生物质炭微球，筛分装瓶。活化过程中加入烟酰胺和 1-（3-羟基正丙基）环戊醇的作用，有利于在高温下 KOH 与一定粒度的椰壳生物质炭充分接触，使得 KOH 与生物质炭结构中的链烃、环烃等进行一系列的活化反应，生成大量小分子气体而达到造孔的目的，可以大大提高生物质炭表面微孔的数量，还使得少量微孔扩展为大、中孔，丰富生物质炭表面孔隙结构，使得孔隙率大大提升。

2.5.3.2 乳液聚合制备椰子壳生物质炭微球表面印迹材料的制备

将 2,6-二氯苯酚、4-乙烯基吡啶和十六烷按照 $1 :（5 \sim 8）:（5 \sim 6）$（mmol/mmol/mL）的比例混合，超声 $15 \sim 20$ min 后密封保存，预组装 $12 \sim 14$ h。随后向上述混合液中按照物质的量比 2,6-二氯苯酚：2-乙烯基苯为 $1 :（20 \sim 30）$（mmol/mmol）加入 2-乙烯基苯；然后将上述制备的改性椰子壳生物质炭微球、2,2-偶氮二（2-甲基丙基咪）二盐酸盐（APPH）和水混合，其中控制 2,6-二氯苯酚和改性椰子壳生物质炭微球比例为 $1 :（1.0 \sim 1.5）$（mmol/g），2,6-二氯苯酚和水的比例为 $1 :（80 \sim 100）$（mol/mL），2,6-二氯苯酚和 2,2-偶氮二（2-甲基丙基咪）二盐酸盐（APPH）比为 $1 :（0.06 \sim 0.08）$（mol/g），将水相与油相混合，冰浴中超声 $20 \sim 30$ min，使其分散均匀，制备成稳定的 Pickering 乳液；随后，向制备的 Pickering 乳液通氮气 $15 \sim 20$ min，随后 $60 \sim 70$ ℃保持 $16 \sim 24$ h，所得产物用无水乙醇和蒸馏水多次洗涤，随后用甲醇和醋酸为 $9 : 1$（*V/V*）的混合液洗去 2,6-二氯苯酚（模板分子），$50 \sim 60$ ℃真空干燥至恒重。按照上述实验步骤，在反应过程中不加入 2,6-二氯苯酚来制备椰子壳生物质炭微球表面非印迹材料。

2.5.3.3 吸附研究

将 25 mL 2,6-二氯苯酚（2,6-DCP）溶液加入离心管中，分别向其中加入 10 mg 椰子壳生物质炭微球表面印迹材料和非印迹材料，室温水浴中静置，分别考察接触时间、溶液初始浓度对 2,6-DCP 吸附容量的影响。当吸附达到平衡后，收集上清液，溶液中未被吸附的 2,6-DCP 浓度用紫外可见分光光度计（在波长为 277 nm 处）测得。紫外检测器最大吸收波长分别在 272 nm、282 nm 和 285 nm 处测定苯酚、4- 氯酚（4-CP）和 2,4- 二氯苯酚（2,4-DCP）的含量，计算按式（2-1）和式（2-2）。

2.5.4　结果与讨论

2.5.4.1　扫描电镜分析

通过图 2-39 的扫描电镜图可以看出，椰子壳生物质炭微球表面印迹材料呈均匀的球状颗粒形貌，直径约是 80 ～ 110 μm，可以看出 MMIPs 的表面粗糙，包覆有一层印迹聚合层，可以推断通过乳液聚合能够获得比较均匀的聚合物层。

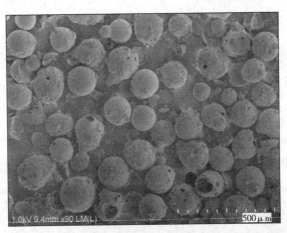

图 2-39　椰子壳生物质炭微球表面印迹材料 SEM 图

2.5.4.2　热重分析

图 2-40 中分别为椰子壳生物质炭微球（a）、椰子壳生物质炭微球表面印迹吸附材料（MMIPs）（b）和椰子壳生物质炭微球表面非印迹吸附材料（MNIPs）（c）的热重分析图。

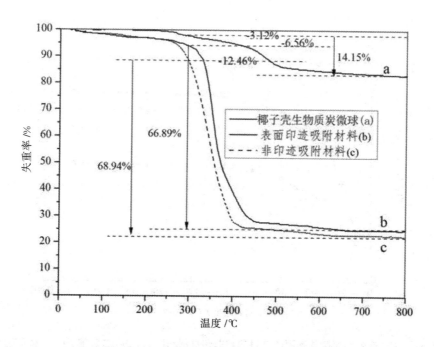

图 2-40　椰子壳生物质炭微球表面印迹材料热重分析图

在初始的 250 ℃内，椰子壳生物质炭微球、MMIPs 和 MNIPs 热稳定性较好，对应的失重率分别为 3.12％、12.46％和 14.15％，主要是由于游离水失重；当温度升至 600 ℃时，MMIPs 和 MNIPs 出现了较大的失重，失重率分别为 66.89％和 68.94％，这归因于表面印迹聚合层的分解。

2.5.4.3　吸附热力学研究

取 25 mL 初始浓度分别为 10、20、30、50、60、80、100、150、200μmol/L 的 2,6-DCP 溶液加入离心管中，分别加入 10 mg 椰子壳生物质炭微球表面印迹材料和非印迹吸附材料，将测试溶液置于室温水浴锅中静置 24 h，未被吸附的 2,6-DCP 浓度用紫外可见分光光度计测定，计算出吸附容量。

如图 2-41 所示，吸附容量随着浓度的升高而增加，印迹材料饱和吸附容量为 57.90 μmol/g，非印迹材料的饱和吸附容量为 36.65 μmol/g，椰子壳生物质炭微球表面印迹材料对 2,6-DCP 的吸附容量远大于非印迹吸附材料对 2,6-DCP 的吸附容量，说明椰子壳生物质炭微球表面印迹材料存在大量的印迹孔穴作为活性位点与 2,6-DCP 分子相匹配，有良好的印迹效果。

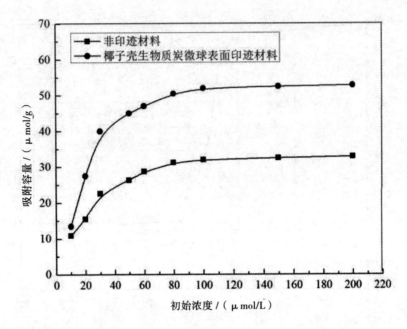

图 2-41　椰子壳生物炭微球表面印迹材料和非印迹材料吸附 2,6-二氯苯酚的吸附等温线图

2.5.4.4　吸附动力学研究

取 25 mL 初始浓度为 150 μmol/L 的 2,6-DCP 溶液加入离心管中，加入 10 mg 椰子壳生物质炭微球表面印迹材料和非印迹材料，将测试溶液置于室温水浴锅中分别静置 5、10、30、45、60、90、120 和 150 min，达到静置时间后，收集上清液，未被吸附的 2,6-DCP 浓度用紫外可见分光光度计测定，计算出吸附容量。

从图 2-42 中可知，随着吸附时间的增加，吸附容量迅速增加，50 min 后吸附达到平衡，在整个吸附时间内，椰子壳生物质炭微球表面印迹材料的吸附容量均大于非印迹材料对 2,6-DCP 的吸附容量，表现出良好的吸附性能。

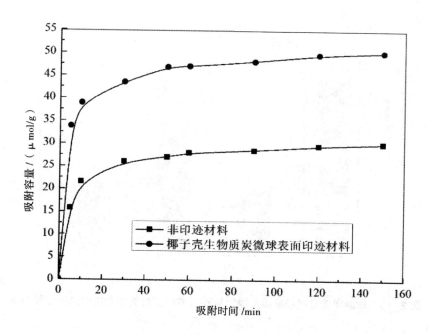

图 2-42 椰子壳生物炭微球表面印迹材料和非印迹材料吸附 2,6- 二氯苯酚的吸附动力学图

2.5.4.5 选择性吸附研究

选择苯酚、2,4-DCP、4-CP 为竞争吸附的酚类化合物，分别配制溶液浓度为 100 μmol/L 的上述 3 种酚类化合物。取 25 mL 配制好的溶液加入离心管中，随后分别加入 10 mg 椰子壳生物质炭微球表面印迹材料和非印迹材料，在 25 ℃恒温水浴锅中静置 12 h。收集上清液，未被吸附的各种竞争吸附酚类化合物浓度用紫外可见分光光度计测定，计算出吸附容量。

从图 2-43 中可以看出，印迹材料对 2,6-DCP 有显著的特异性选择识别和分离富集能力，吸附容量明显高于其他酚类化合物。

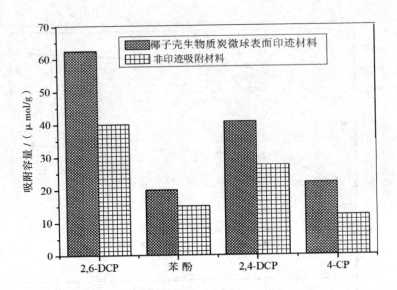

图 2-43 表面印迹材料和非印迹吸附材料对多种氯酚类化合物的选择性吸附图

2.5.4.6 再生性能研究

椰子壳生物质炭微球表面印迹材料吸附 2,6-DCP 达到平衡后，除去上清液，收集印迹材料，用甲醇和醋酸的混合溶液（9：1，*V/V*）作为洗脱剂，取 10.0 mL 洗脱剂超声条件下 50 min 对印迹材料进行洗脱。按照上述方法 5 次吸附 / 解吸附循环。

从图 2-44 中可以看出，经过 5 次再生后的印迹材料在单一 2,6-DCP 溶液及结构相似酚类化合物分子的混合溶液中对 2,6-DCP 的吸附容量分别降低了 14.11% 和 15.66%，表明制备的该印迹材料具有优良的再生性能。

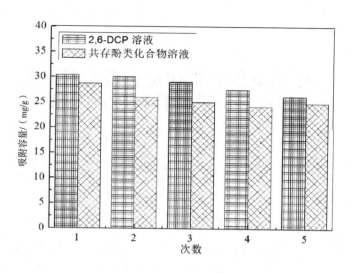

图 2-44　多次循环后椰子壳生物质炭微球表面印迹材料的再生性能

2.5.5　结　论

本小节以椰子壳为碳源制备了椰子壳生物质炭微球表面印迹材料，并用于水环境中 2,6- 二氯苯酚的选择性识别与分离。对这种椰子壳生物质炭微球表面印迹材料的微观结构、热稳定性、吸附热力 / 动力学进行了分析，同时研究了这种表面印迹材料对 2,6- 二氯苯酚的选择吸附性和吸附性能的稳定性。实验结果表明，这种利用椰子壳作为碳源得到的表面印迹材料对 2,6- 二氯苯酚具有良好的选择吸附性能且吸附性能稳定，吸附容量均大于非印迹材料对 2,6-DCP 的吸附容量，表现出良好的吸附性能。此外，椰子壳生物质炭微球表面印迹材料存在大量的印迹孔穴作为活性位点与 2,6-DCP 分子相匹配，能够表现出良好的印迹效果。

2.6 pH 敏感的磁性印迹聚合物对联苯菊酯（BF）的选择性吸附和分离

2.6.1 引 言

环境响应性 MIPs 是未来分子印迹技术的发展方向，同时具有特定的选择性和智能响应效果，可以有效控制吸附分离和释放过程。pH 敏感聚合物是一种重要的智能材料，通常可以达到 pH 值。通过加入 pH 敏感的单体（甲基丙烯酸、乙烯基咪唑、乙烯基吡啶等）参与共聚反应。随着外部 pH 值的变化，pH 敏感的材料会发生适当的化学反应。近年来，pH 敏感的聚合物成为研究的焦点，在药物释放的控制上显示出良好的前景。通过将经聚甲基丙烯酸改性的预制硅烷表面接枝到双峰介孔二氧化硅表面上，制备了智能的 pH 控制药物递送系统，这表明载药样品的药物释放量取决于 pH 值，并且随着 pH 值的增加而增加，这意味着 pH 响应控制的药物递送系统是有前途的药物载体。该 pH 敏感技术还可以用于分子印迹技术，使 MIP 具有 pH 响应，以控制目标的吸附和释放。pH 敏感 MIP 对模板分子的识别能力随溶液 pH 的变化而可逆地变化。因此，基于 Pickering 乳液聚合制备 pH 敏感 MIP 对环境残留拟除虫菊酯的识别和分离具有重要意义。

在这项工作中，根据以前的经验制备了 pH 敏感的磁性印迹聚合物（HM-MIPs），该聚合物是通过 Pickering 乳液聚合制备的热敏 MIPs（TMMIPs），并用作联苯菊酯（BF）的选择性吸附和分离的吸附剂。在制备过程中，BF 被用作模板分子，甲基丙烯酸（MAA）既是功能单体又是对 pH 敏感的单体，乙二醇二甲基丙烯酸酯（EGDMA）是交联剂，引发剂是偶氮二异丁酸酯二甲基（AIBME）。将 BF、MAA、EGDMA、AIBME、甲苯和二氯甲烷的混合物用作有机相，将用作磁性载体的油酸改性的 Fe_3O_4 纳米级颗粒分散在油相中。另外，将用作 Pickering 乳液稳定剂的 $Fe(OH)_3$ 纳米颗粒分散在水中，通过剧烈摇动形成水包油的 Pickering 乳液。研究了 HM-MIP 的一些相关特性，以分析其物理和化学性质。以 HM-MIPs 为吸附剂，研究了 BF 的吸附等温线，动力学和选择性。研究了 pH 对 HM-MIPs 在水溶液中吸附和释放 BF 的影响。

2.6.2 材料与仪器

2.6.2.1 主要材料

乙醇、甲醇、乙酸、二氯甲烷、高效液相色谱级甲醇、甲基丙烯酸（MAA）、$FeCl_2 \cdot 4H_2O$、$FeCl_3 \cdot 6H_2O$、NaOH、油酸、甲苯、正硅酸乙酯（TEOS）均来自国药控股化学试剂有限公司（上海）。从阿拉丁试剂有限公司（上海）获得了氨水、邻苯二甲酸二乙酯（DEP）、2,2'-偶氮二甲酯（AIBME）和乙二醇二甲基丙烯酸乙酯（EGDMA）。联苯菊酯（BF）和氰戊菊酯（FL）购自江苏黄麻农药有限公司。实验中所用水均为去离子水。

2.6.2.2 主要仪器设备

在 Nicolet NEXUS-470 FTIR 设备（美国）上记录了红外光谱（4000-400cm-1）。使用 DSC/DTA-TG（STA 449C Jupiter，Netzsch，德国）进行热重分析（TGA）。使用振动样品磁力计（VSM，7300，Lakeshore）进行磁测量。使用 Rigaku D/max-γB X 射线衍射仪（XRD）进行晶相鉴定。通过扫描电子显微镜（SEM，JEOL，JSM-7001F）和透射电子显微镜（TEM，JEOL，JEM-2100）观察 TM-MIPs 的形态。使用 TBS-990 原子吸收分光光度计（北京普金奇通用仪器有限公司）进行离子测量。色谱分析在 Agilent 1200 BF 系统（德国安捷伦）上进行。紫外可见吸收光谱从紫外可见分光光度计（UV-2450，Shimadzu，日本）测得。

2.6.3 实验过程

2.6.3.1 Fe_3O_4 及表面油酸改性纳米颗粒的合成

通过共沉淀法合成 Fe_3O_4 纳米颗粒，将 1.35 g $FeCl_3 \cdot 6H_2O$ 和 0.6 g $FeCl_2 \cdot 4H_2O$ 溶解在 50 mL 去离子水中，并在 N_2 气氛中加热至 30 ℃，机械搅拌 15 min。随后，在剧烈的机械搅拌下将 50 mL NaOH 溶液（0.5 mol/L）快速

添加到上述溶液中。通过磁分离将合成的 Fe_3O_4 纳米颗粒收集，用乙醇洗涤 3 次。将获得的 Fe_3O_4 纳米颗粒分散在 40 mL 油酸和乙醇（1∶3，*V/V*）的混合物中，加热至 50 ℃并机械搅拌 6 h。磁分离后，疏水性 Fe_3O_4 纳米颗粒（HFNs）用乙醇洗涤 3 次，并于 40 ℃真空干燥。

2.6.3.2　HM-MIPs 合成

首先，按照下列程序制备了 $Fe(OH)_3$ 纳米颗粒。将 0.1 g $FeCl_3 \cdot 6H_2O$ 溶解在 10 mL 去离子水中，并将 1.0 mL 氨水滴加到 10 mL 去离子水中，然后将两种溶液混合并剧烈摇动。将得到的沉淀物进行离心分离，并用乙醇洗涤 3 次。再将获得的 $Fe(OH)_3$ 纳米颗粒分散在 20 mL 去离子水中用作 Pickering 乳液稳定剂。

接着，将 0.11 mg BF 和 0.1 mL MAA 添加到由 1.5 mL 甲苯和 1.5 mL 二氯甲烷组成的混合溶液中进行预聚合反应 6 h。随后，将 1.0 mL EGDMA、0.05 mL AIBME、0.1 mL MAA 和 0.05 g HFN 加到上述溶液中，磁力搅拌 10 min。所得混合物用作 Pickering 乳液的油相。

通过剧烈摇动制备稳定的水包油 Pickering 乳液。用 N_2 吹扫 10 min 后，将 Pickering 乳液于 65 ℃加热 12 h。通过磁分离收集合成的聚合物，并分别用水和乙醇洗涤 3 次。随后，将获得的聚合物在 50 ℃下真空干燥。用甲醇和乙酸的混合物（95∶5，*V/V*）洗去模板分子 BF，通过在 50 ℃下真空干燥聚合物获得 HM-MIPs-I。

pH 敏感磁性分子非印迹聚合物（HM-NIPs）的制备方法与 HM-MIPs-I 类似，但在制备过程中没有模板分子 BF。类似地，在制备过程中仅添加一半量的 MAA（pH 敏感单体）即可获得 pH 敏感磁性印迹聚合物 II（HM-MIPs-II）。

2.6.3.3　静态吸附实验

静态吸附实验研究了初始 BF 浓度（20～200 mg/L）和平衡时间（30～720 min）对 BF 吸附的影响。在吸附等温线研究中，将 5.0 mg 的 HM-MIPs-I 或 HM-NIPs 添加到 10 mL 不同浓度 BF 的乙醇与蒸馏水的混合溶液中（5∶5，

V/V）中。将溶液的温度控制在 25 ℃。12 h 后，通过外部磁场将 HM-MIPs-I 或 HM-NIPs 分离。在吸附动力学研究中，以分批实验的方式将 10 mL 初始 BF 浓度为 200 mg/L 的溶液与 5.0 mg 吸附剂反应，并使用紫外可见分光光度计在 20 ℃，以及 254 nm 波长下测量水相中的 BF 残留量。通过质量平衡关系计算 t 时刻 BF 的吸附量（mg/g）：

$$Q_t = \frac{(c_0 - c_t)V}{m} \tag{2-13}$$

其中 c_0 定义为溶液中 BF 的初始浓度（mg/L），c_t 代表 t 时刻溶液中的剩余浓度（mg/L），V 为溶液体积（L），并且 m 代表吸附剂质量（g）。当用 c_e 代替式（2-13）中 c_t 时，可计算 Q_e。

2.6.3.4　选择性识别实验

使用 BF 和另外两种结构相关的化合物 DEP 和 FL 评估了 HM-MIPs-I 吸附剂的选择识别性。首先，研究了单溶质吸附。将 5.0 mg HM-MIPs-I 或 HM-NIPs 吸附剂分别添加到 3 个比色计管中，每个比色管中包含 10 mL 浓度为 100 mg/L BF、FL 或 DEP。在 25 ℃吸附 12 h 后，用紫外可见分光光度计分别在波长 254 nm、277.5 nm 和 275 nm 处检测 BF、FL 和 DEP。之后，研究了双溶质溶液。实验是在 25 ℃条件下持续运行 12 h。制备了含有 BF、DEP 或 FL 的二元混合溶液，其浓度为 100 mg/L。通过向装有 10 mL 二元混合溶液的比色计管中添加 5.0 mg HM-MIPs-I 或 HM-NIPs 进行实验。将上清液从比色计管中分离，并通过 HPLC 紫外检测器在 254 nm 波长下进行分析。通过 C_{18} 柱分离样品，其流动相为 88% 甲醇和 12% 去离子水的混合物，流速为 1.5 mL/min。

2.6.3.5　pH 敏感性实验

将 5.0 mg 的 HM-MIPs-I 和 HM-MIPs-II 吸附剂添加到 10 mL 浓度为 200 mg/L 不同 pH（3.0～7.0）的 BF 溶液中（水：乙醇 =5：5，V/V），在 25 ℃下静置 12 h。用 Nd-Fe-B 永磁体收集吸附剂，并测量上清液中 BF 的残留浓度。研究了 pH 对 HM-MIPs-I 和 HM-MIPs-II 吸附能力的影响。

将 20 mg 的 HM-MIPs-I 吸附剂加入 1.0 L 浓度为 0.1 mg/L BF 水溶液（去离子水为溶剂，pH=3）中，在 25 ℃的水浴中以 200 r/min 的转速搅拌 24 h 吸附 BF。然后，通过磁分离收集吸附剂。随后，在 25 ℃释放 24 h，将吸附剂在 1.0 L 的去离子水（pH=7）中分离。最后，用永磁体收集吸附剂溶液，再加入 2.0 mL 乙醇超声清洗 1 h，通过检测波长为 254 nm 的高效液相色谱法测定上清液中的 BF 浓度。

2.6.3.6　再生性能研究

将 5.0 mg HM-MIPs-I 作为吸附剂，添加到 10 mL 的 200 mg/L 的 BF 溶液中，在 25 ℃水浴中静置 12 h。吸附后，使用永磁体分离 HM-MIPs-I，除去上清液并通过紫外可见分光光度计测试。HM-MIPs-I 吸附剂用 2.0 mL 洗脱液（甲醇：乙酸 = 95∶5，V/V）洗涤，超声 10 min，重复操作 3 次。HM-MIPs 重复使用了 4 次。

2.6.3.7　漏磁实验

为了估算可能从 HM-MIPs-I 浸出的磁铁矿量，将 10 mg HM-MIPs-I 放入装有 10 mL 具有不同 pH 值（2.0 至 8.0）的去离子水的试管中。将混合物通过旋转摇床摇动 12 h。然后，通过外部磁场分离 HM-MIPs-I，并通过石墨炉原子吸收分光光度计测量浸出到介质中的铁离子的量。

2.6.4　结果与讨论

2.6.4.1　红外光谱测试

图 2-45（A）显示了 Fe_3O_4、HFNs、HM-MIPs-I，以及 HM-MIPs-II 样品的红外光谱。其中，Fe_3O_4 的谱图中 572 cm^{-1} 和 629 cm^{-1} 处的宽峰归属为 Fe—O 特征吸收峰，相比 Fe_3O_4，HFNs 样品中位于 2 852 cm^{-1} 和 2 920 cm^{-1} 处的吸收峰分别归属为—CH$_2$ 和—CH$_3$ 的 CH 不对称伸缩振动，证明 HFNs 被成功合成。HM-MIPs-I 样品中位于 1 732 cm^{-1}、1 260 cm^{-1} 和 1 159 cm^{-1} 的峰分别是 C=O 拉伸振动，以及 C—O 的对称和不对称拉伸振动峰。2 991 cm^{-1} 和 2 951 cm^{-1} 处的吸收峰为 CH 和 CH$_3$ 的典型吸收峰。相比于 HM-MIPs-II，我们发现，HM-MIPs-I 光谱中 3 446 cm^{-1} 处较强的宽吸收峰是由于 MAA 分子的—OH 拉

伸引起的，这是由于在制备 HM-MIPs-I 时有更多的 MAA 参与。这些峰意味着成功合成了 HM-MIPs-I 样品。图 2-45（B）展示了 Fe_3O_4 的 XRD 谱图，位于 2θ 范围为 $20° \sim 70°$ 的 6 个 Fe_3O_4 的特征衍射峰，说明 Fe_3O_4 被成功合成。

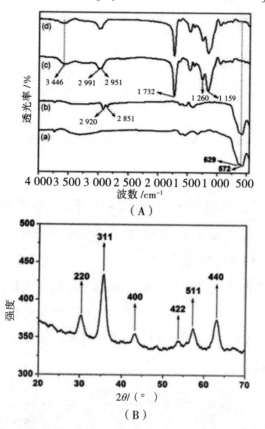

图 2-45 红外光谱（A）和 Fe_3O_4 纳米粒子的 XRD 谱图（B）

（a）Fe_3O_4；（b）HFNs；（c）HM-MIPs-I；（d）HMMIPs-II

2.6.4.2 热重分析

HM-MIPs-I 和 HM-NIPs 的热重分析曲线如图 2-46 所示。当温度低于 200 ℃时，HM-MIPs-I 和 HM-NIPs 的质量损失是由于水分蒸发造成的。位于 $200 \sim 800$ ℃的质量损失是由于两者中的聚合物在高温状态下分解引起的。最后仅剩 Fe_3O_4。由于聚合程度的不同，HM-MIPs-I 的质量损失比 HM-NIPs 低 4.04%。

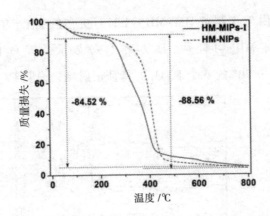

图 2-46　HM-MIPs-I 和 HM-NIPs 样品的热重分析曲线

2.6.4.3　磁性能测试

HM-MIPs-I 样品的磁性展示如图 2-47 所示。通过 VSM 在室温下得到 HM-MIPs-I 和 Fe_3O_4 样品的磁化曲线分别显示在图 2-47（a）和（b）中。Fe_3O_4 和 TM-MIPs 的磁饱和强度分别为 54.13 和 1.06 emu/g。磁分离图［图 2-47（c）］显示 HM-MIPs-I 可以被成功地磁分离，这说明成功合成的 HM-MIPs-I 是有磁性的。漏磁图表明，当 pH ≥ 4 时，几乎没有磁性材料漏出。即使当 pH=2 时，在上清液中也仅检测到 0.003 mg 的铁离子，这表明 HM-MIPs-I 具有一定的磁稳定性。

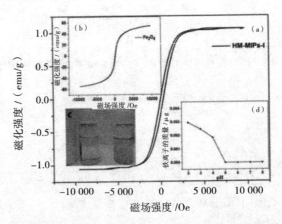

图 2-47　通过 VSM 在室温下得到 HM-MIPs-I（a）和 Fe_3O_4（b）样品的磁化曲线，分散在水中存在外加磁场（左），以及无外加磁场（右）的照片（c），HM-MIPs-I 样品的漏磁曲线（d）

2.6.4.4 透射及扫描电镜测试

通过 TEM 观察 Fe_3O_4 纳米粒子的形貌，从图 2-48（a）可以看出，Fe_3O_4 纳米粒子的直径约为 15 nm。通过图 2-48（b）观察到 HM-MIPs-I 颗粒的直径在 30 至 150 μm 之间。从图 2-48（c）可以发现粗糙、多孔的表面。HM-MIPs-I 的局部图表明其内部聚合物是多孔的，平均孔径和孔径分布分别为 100 nm 和 30 ～ 300 nm。

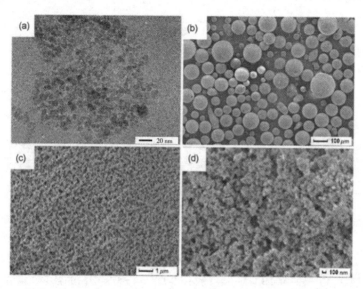

图 2-48 Fe_3O_4 纳米粒子的 TEM 图像（a），HM-MIPs-I 的 SEM 图像（b），

HM-MIPs-I 的 SEM 放大图像（c），HM-MIPs-I 的 SEM 局部图像（d）

2.6.4.5 吸附等温线

通过平衡吸附实验，从理论上研究了 HM-MIPs-I 和 HM-NIPs 对 BF 的结合性能，根据 Langmuir 和 Freundlich 等温线模型拟合得到的平衡数据如图 2-49 所示。Langmuir 等温线假设吸附行为是基于单层吸附和均匀的固体表面，而 Freundlich 等温线是一个基于非均一的表面和不均匀的固体表面的经验方程。通过对相关系数（R^2）的判断，研究了等温线模型对吸附行为的适用性。Langmuir 和 Freundlich 等温线模型的非线性形式分别用以下公式表示：

$$Q_e = \frac{K_L Q_m c_e}{1 + K_L c_e}$$ （2-14）

$$Q_e = K_F c_e^{\frac{1}{n}} \tag{2-15}$$

其中 Q_e（mg/g）为平衡吸附容量，c_e（mg/L）为吸附物在平衡状态下的平衡浓度，Q_m（mg/g）为吸附剂的最大吸附容量。K_L（L/mg）是 Langmuir 吸附常数。K_F（mg/g）是 Freundlich 吸附平衡常数，$\frac{1}{n}$ 是交换强度或表面非均质性的量度，$\frac{1}{n}$ 的值 <1.0，说明去除条件良好。吸附实验的计算值见表 2-16。

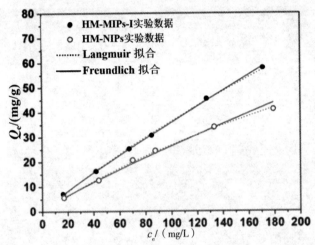

图 2-49　BF 在 HM-MIPs-I 和 HM-NIPs 上平衡吸附的数据和模型

表 2-16　HM-MIPs-I 和 HM-NIPs 上吸附 BF 的 Langmuir 和 Freundlich
等温线常数

吸附等温模型	常数	HM-MIPs-I	HM-NIPs
Langmuir 方程	R^2	0.906 8	0.952 6
	Q_m / (mg/g)	285.714 3	138.888 9
	k_L / (L/mg)	0.001 464	0.002 401
Freundlich 方程	R^2	0.998	0.995 7
	k_F（mg/g）	0.550 405	0.476 923
	$\frac{1}{n}$	0.907 4	0.871 3

从图 2-49 中可以看出，吸附能力随着 BF 浓度的增加而增加。从图 2-49 中，吸附 λ-三氟氯氰菊酯能力遵循的顺序为 HM-MIPs-I>HM-NIPs，表明 HM-MIPs-I 对 BF 具有显著的优先吸附性。这可能是因为 HM-MIPs-I 对印迹分子具有良好的特殊性。Freundlich 等温线模型可以较好地符合实验数据。由表 2-16 可知，Freundlich 常数 $\frac{1}{n}$ 值（<1.0）说明实验条件有利于 BF 吸附。HM-MIPs-I 的吸附容量随初始浓度的增加呈线性上升趋势。R^2 的计算值为 0.998（见表 2-16），并且拟合曲线（如图 2-49 所示）充分说明 HM-MIPs-I 和 HM-NIPs 对 BF 的吸附与 Freundlich 等温线模型一致。同时，也说明 HM-MIPs-I 对 BF 具有多层吸附作用。可见，HM-MIPs-I 对 BF 的吸附能力高于非印迹 HM-MIPs-I。结果表明，HM-NIPs 表面存在大量且高效的识别位点。总之，它为模板分离提供了具有潜力的应用。

2.6.4.6 吸附动力学

吸附动力学研究具有重要意义，它可以为吸附结合和速率控制机制的研究提供有价值的信息。本研究采用拟一阶和拟二阶方法研究了 HM-MIPs-I 或 HM-NIPs 吸附 BF 的控制机理。结果如图 2-50 所示，初始浓度为 200 mg/L，温度为 25 ℃时，HM-MIPs-I 和 HM-NIPs 吸附 BF 所需的平衡时间约为 640 min。拟一阶和拟二阶动力学模型可以表示为式（2-16）和式（2-17）：

$$\ln(Q_e - Q_t) = \ln Q_e - k_1 t \qquad (2-16)$$

$$\frac{t}{Q_t} = \frac{1}{k_2 Q_e^2} + \frac{t}{Q_e} \qquad (2-17)$$

式中，Q_t（mg/g）和 Q_e（mg/g）分别为 t 时刻和平衡时刻的 BF 吸附量。k_1（min^{-1}）和 k_2[g/（mg·min）] 分别为拟一阶和拟二阶速率常数，可通过 ln（Q_e-Q_t）与 t 关系图和 t/Q_t 与 t 的关系图计算获得。

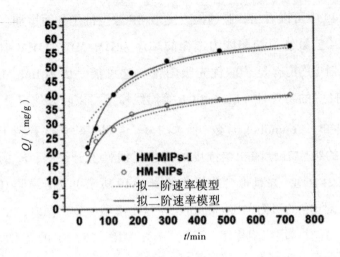

图 2-50　HM-MIPs-I 和 HM-NIPs 吸附 BF 的动力学数据和模型

所有吸附速率常数和线性回归相关系数列于表 2-17。由表 2-17 可知，拟二阶动力学模型的 R^2 值（>0.998）明显高于拟一阶方程。结果表明，拟二级动力学模型（R^2>0.99）比拟一级动力学模型更适合研究 BF 在 HM-MIPs-I 和 HM-NIPs 上的吸附。假设化学过程可以作为 BF 吸附过程的限速步骤。结果表明，HM-MIPs-I 表面特殊识别位点的形成促进了 BF 与其结合。基于拟二阶动力学模型，h[初始吸附速率，mg/（g·min）] 和 $t_{1/2}$（半平衡时间，min）计算如下式所示：

$$h = k_2 Q_e^2 \tag{2-18}$$

$$t_{1/2} = \frac{1}{k_2 Q_e} \tag{2-19}$$

初始吸附速率和半平衡时间通常用于吸附速率的测定。结果见表 2-17，采用拟二阶动力学模型计算的 Q_e 值更接近实验值。因此，拟二级动力学模型可以很好地描述 HM-MIPs-I 的吸附性能，表明化学吸附过程是主要的速控步骤。进一步表明，BF 在 HM-MIPs-I 上的初始吸附率高于在 HM-NIPs 的初始吸附率。

表 2-17　拟一阶和拟二阶速率方程的动力学常数

吸附等温模型	常数	HM-MIPs-I	HM-NIPs
拟一级动力学方程	R^2	0.950 0	0.953 4
	$Q_{e,c}$/（mg/g）	31.62	18.47
	k_1/min^{-1}	0.005 4	0.004 5
拟二级动力学方程	R^2	0.999 4	0.998 9
	$Q_{e,c}$/（mg/g）	62.5	42.37
	k_2/[g/（mg·min）]	0.000 262	0.000 496
	h/[mg/（g·min）]	1.024	0.890 2
	$t_{1/2}$	61.05	47.60

2.6.4.7　选择性分析

为了探讨 HM-MIPs-I 的特殊性质，分别对 BF、FL 和 DEP 进行了识别性比较。测试的化合物的结构如图 2-51（a）所示。为了测定 HM-MIPs-I 对 BF 吸附的特异性，我们将其与 DEP 和 FL 进行了比较。HM-MIPs-I 和 HM-NIPs 对 DEP 或 FL 的去除率没有明显差异，HM-MIPs-I 有更高的 BF 吸附容量，如图 2-51（a），HM-MIPs-I 对三者吸附能力的顺序为 BF>FL>DEP，说明 HM-MIPs-I 对模板分子（BF）有选择性识别。测试的化合物与功能单体之间可形成氢键。通过比较吸附质的化学结构，发现模型分子的大小、结构和官能团的不同可能是不同识别效果的原因。

为了进一步研究 HM-MIPs-I 对模型物的吸附选择性，将 DEP 或 FL 分别加入 BF 水溶液中形成双溶质溶液，从而验证 HM-MIPs-I 对 BF 混合物选择性识别的可行性。由图 2-51（b）可知，即使存在竞争性化合物的情况，HM-MIPs-I 对 BF 的吸附率仍然很高，说明对 BF 的吸附能力不会因为存在结构相似化合物而受到影响。印迹腔的识别位点与竞争分子（DEP 和 FL）不互补。另外，在吸附质和印迹腔的空间结构和形成氢键的数量上，BF 氢键最多，与印迹腔最匹配，致使 HM-MIPs-I 捕获其他物质的机会较少，表明特殊官能团的记忆在构象记忆中起着重要作用。

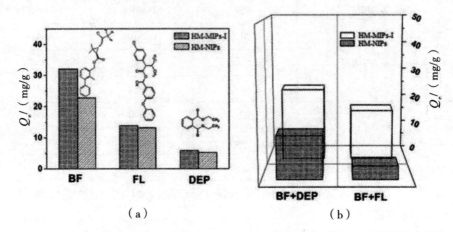

（a）　　　　　　　　　　　　（b）

图 2-51　HM-MIPs-I 和 HM-NIPs 对 BF、FL 和 DEP 的吸附能力（a）（插入了测试物质的化学结构）和 HM-MIPs-I 和 HM-NIPs 对 BF 在双溶质溶液中的吸附选择性（b）

2.6.4.8　pH 敏感性研究

HM-MIPs-I 和 HM-MIPs-II 聚合过程中 MAA 的添加量是不同的，HM-MIPs-II 只添加了少量的 MAA 作为功能单体，仅使印迹结合位点具有 pH 敏感性反应。调节 pH 值可以控制—COOH 和 BF 之间氢的结合和断裂。更多的 MAA 作为交联单体参与了 HM-MIPs-I 的共聚过程，使得结合位点和聚合物网络都有 pH 敏感性反应。以 HM-MIPs-I 和 HM-MIPs-II 为吸附剂，考察了不同 pH（pH=3 ~ 7）对 BF 吸附的影响，结果如图 2-52（a）所示。随着 pH 值的增加，HM-MIPs-I 和 HM-MIPs-II 对 BF 的吸附能力均降低，尤其是 pH>6 时。这种现象是由于 pH 值的升高导致—COOH 和 BF 之间氢键质子化引起的。相对而言，pH 对 HM-MIPs-I 吸附能力的影响远大于 HM-MIPs-II。

吸附解吸实验中，首先将 HM-MIPs-I 加入水溶液（pH=3）中进行分离/富集 BF，然后将 BF 释放到水中（pH=7）。结果如图 2-52（b）所示，吸附率为 68.00%，释放率为 61.76%。实验结果表明，HM-MIPs-I 可用于 BF 在水溶液中的吸附和释放。

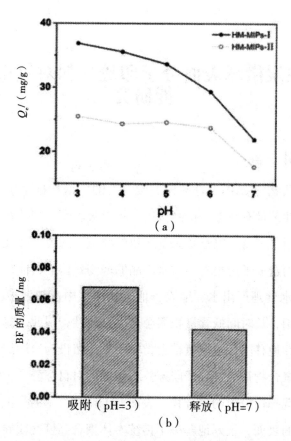

图 2-52 pH 对 BF 在 HM-MIPs-I 和 HM-MIPs-II 上的吸附的影响（a）；HM-MIPs-I
对水溶液中 BF 的吸附和释放（b）

2.6.5 结 论

本节通过 Pickering 乳液聚合成功地合成了 pH 敏感 / 磁性分子印迹聚合
物（HM-MIPs），并将其应用于水相中的 BF 选择性吸附。通过磁性能测试、
吸附等温线、吸附动力学、选择性和 pH 敏感性分析，结果表明，所制备的
HM-MIPs 样品具有较好的磁性和吸附能力，对 BF 具有较强的选择性吸附能
力，可用于 BF 的选择性分离 / 富集，并且具有良好的重复使用性能。HM-
NIPs 表面存在大量且高效的识别位点，为模板分离提供了很有潜力的应用。

2.7 磁性炭微球表面分子印迹材料对氯霉素吸附性能研究

2.7.1 引 言

氯霉素类药物（CAPs）是一种酰胺醇类的广谱性抗生素，对革兰氏阴性菌和革兰氏阳性菌都有较强的抑制作用，具有吸收快、疗效好、抗菌广谱等优点，被广泛应用于家禽、家畜敏感菌所致的肠道、尿道、呼吸道等疾病。药物滥用、违禁使用造成了肉类食品、水产品的药物残留。目前，包括中国在内的许多国家在污水处理厂出水、地表、地下饮用水中都频繁检出 CAP。CAP 有严重的毒副作用，长时间低含量积累会产生抗药性，因此，建立经济有效的检测手段来选择性地移除环境中氯霉素类抗生素残留极为迫切。

分子印迹聚合物是通过分子印迹技术合成的对目标分子（模板分子）具有特异性识别与选择性吸附的聚合物。表面分子印迹技术通过把分子识别位点建立在基质材料的表面，很好地解决了传统本体聚合高度交联导致的模板分子不能完全去除、结合能力小和质量转移慢、活性位点包埋过深，吸附 – 脱附的动力学性能不佳等缺点。

近年来，利用智能印迹体系制备出对磁场、温度、光源和 pH 值能产生相应作用的智能材料成为研究的热点。以 $N-$ 异丙基丙烯酰胺（NIPAm）为温敏结构单体制备温敏型印迹聚合物材料是一种典型的智能印迹体系，温敏特性的引入使温敏型 MIP 对模板分子的选择性识别能力可随温度的变化而变化。此外，Fe_3O_4 纳米粒子由于较强的超顺磁性，已被用于制备核壳结构的磁性表面印迹聚合材料，利用四氧化三铁纳米粒子基质的超顺磁性和包覆层印迹聚合材料的特异性吸附作用，磁性表面印迹聚合材料可实现在外磁场辅助下选择性地将目标污染物与母液迅速分离。本方法利用溶剂热反应将 Fe_3O_4 纳米粒子固载在柚子皮制备的炭微球表面，随后在其复合材料表面进行印迹聚合过程，很好地解决了磁性印迹聚合材料的漏磁和 Fe_3O_4 纳米粒子团聚的问题。该制备方法目前尚未有报道。

柚子皮是一种产量丰富、价格低廉、富含纤维素和木质素等有机物质的农林废弃物。柚子皮具有紧凑的纤维组织结构，内部存在大量蜂窝状的孔隙，在孔隙的内外表面中的纤维素与半纤维素富含羟基与多酚基团，使其通过静电吸附、络合和氢键等方式与金属阳离子进行配位，可制备出比表面积较大、孔隙丰富、尺寸均一的磁性炭微球。用磁性炭微球作为制备表面印迹的基质材料，具有无可比拟的优势。

2.7.2 材料与仪器

2.7.2.1 主要材料

乙醇、甲醇、乙酸、氯霉素、聚乙烯吡咯烷酮（PVP）均来自国药控股化学试剂有限公司（上海）。从阿拉丁试剂有限公司（上海）获得了甲基丙烯酸羟乙酯（HEMA）、4-乙烯基吡啶（4-VP）、*N*-异丙基丙烯酰胺（NIPAm）、乙二醇双甲基丙烯酸酯（EGDMA）、*N,N*-亚甲基双丙烯酰胺（BIS）、2,2′偶氮二异丁基脒二盐酸盐（AIBA）。联苯菊酯（BF）和氰戊菊酯（FL）购自江苏黄麻农药有限公司。实验中所用水均为去离子水。

2.7.2.2 主要仪器设备

在 Nicolet NEXUS-470 FTIR 设备（美国）上记录了红外光谱（4000-400cm-1）。使用 DSC/DTA-TG（STA 449C Jupiter，Netzsch，德国）进行热重分析（TGA）。使用振动样品磁力计（VSM，7300，Lakeshore）进行磁测量。使用 Rigaku D/max-γB X 射线衍射仪（XRD）进行晶相鉴定。通过扫描电子显微镜（SEM，JEOL，JSM-7001F）和透射电子显微镜（TEM，JEOL，JEM-2100）观察 TM-MIPs 的形态。使用 TBS-990 原子吸收分光光度计（北京普金奇通用仪器有限公司）进行离子测量。色谱分析在 Agilent 1200 BF 系统（德国安捷伦）上进行。紫外可见吸收光谱用紫外可见分光光度计（UV-2450，Shimadzu，日本）测得。

2.7.3　实验过程

2.7.3.1 磁性炭微球的制备

取内外表面杂质已经清理干净的柚子皮，切成长、宽 2 ~ 10 cm 的小段，在 60 ~ 110 ℃下干燥 20 ~ 24 h，得到干燥的柚子皮；将九水合硝酸铁、上述制备的干燥柚子皮和乙醇按比例为 1 ：（1.0 ~ 2.0）：（150 ~ 200）（g/g/mL）混合，超声分散均匀，室温下磁力搅拌 15 ~ 20 h，于 50 ~ 60 ℃烘箱烘干；然后在 70 ~ 80 ℃的丙酸蒸气中浸湿 12 ~ 16 h；随后此混合物放在氮气气氛下的管式炉中以 3.0 ~ 5.0 ℃ /min 升温至 400 ~ 600 ℃，维持该温度煅烧 1.0 ~ 3.0 h，煅烧产物用乙醇洗涤多次后，干燥至恒重，得到磁性炭微球。

2.7.3.2 磁性炭微球表面乙烯基的修饰

按照磁性炭微球、KH570 和乙醇／水用量之比为 1 ：（3 ~ 5）：（200 ~ 300）（g/mL/mL）加入三口烧瓶，其中乙醇和水的混合溶液中乙醇和水的体积比为 9 ：1。超声分散均匀，室温下 200 ~ 400 r/min 机械搅拌 16 ~ 24 h，得到 KH570 改性过的磁性炭微球，磁性分离，乙醇和蒸馏水洗涤多次，真空干燥至恒重。

2.7.3.3 磁性炭微球表面分子印迹吸附材料的制备

按照氯霉素分子（CAP）、甲基丙烯酸羟乙酯（HEMA）和 4- 乙烯基吡啶（4-VP）物质的量比为 1 ：（3 ~ 5）：（3 ~ 4）（mol/mol/mol），依次将氯霉素分子（CAP）、甲基丙烯酸羟乙酯（HEMA）、4- 乙烯基吡啶（4-VP）加入体积比为（2 ~ 4）：1 的甲醇与水的混合液中，将模板分子的浓度控制在 25 ~ 35 mol/L，混合体系氮气保护下超声 10 ~ 30 min；随后向上述混合液中按照物质的量比氯霉素分子（CAP）：N- 异丙基丙烯酰胺（NIPAm）：乙二醇双甲基丙烯酸酯（EGDMA）：N, N- 亚甲基双丙烯酰胺（BIS）为 1 ：（8 ~ 10）：（15 ~ 30）：（1.5 ~ 1.8）（mol/mol/mol/mol）的比例加入 N- 异丙基丙烯酰胺（NIPAm）、乙二醇双甲基丙烯酸酯（EGDMA）和 N,N- 亚甲基双丙烯酰胺（BIS），搅拌至完全溶解后继续加入 KH570 改性过的磁性炭微球、含 0.01 g 聚乙烯吡咯烷酮（PVP）的甲醇和水的混合溶液，其中甲醇与水体积比为（2～4）∶1，控制 KH570 改性过的磁性炭微球在整个体系中的浓度为 0.1～0.5 g/100 mL；氮气保护下室温超声 30～60 min 混合均匀；最后按照氯霉素分子（CAP）∶2,2′偶氮二异丁基脒二盐酸盐（AIBA）用量比例为 1∶（0.5～0.7）（mmol/g），向上述溶液中加入 2,2′偶氮二异丁基脒二盐酸盐（AIBA）为引发剂，上述混合反应的氮气保护下室温反应 10～16 h。所得产物用 Nd-Fe-B 永久磁铁收集，用无水乙醇和蒸馏水多次洗涤，最后用甲醇和乙酸为 9∶1（V/V）的混合液索氏提取 24 h，直到洗脱液中检测不到模板分子，50～60 ℃真空干燥。磁性炭微球表面非印迹吸附材料的制备方法同上，只是过程中不加氯霉素。

2.7.3.4 吸附实验

利用静态吸附实验完成。将 25 mL 氯霉素溶液加入离心管中，分别向其中加入 10 mg 磁性炭微球表面分子印迹吸附材料和非印迹吸附材料，恒温水浴中静止，考察溶液初始浓度、接触时间对氯霉素吸附量的影响。吸附达到平衡后，上清液用 Nd-Fe-B 永久磁铁分离收集，溶液中未被吸附的氯霉素分子浓度用紫外可见分光光度计测得，计算得吸附容量（q）：

$$q = [(c_0 - c_e)V]/m$$

其中，c_0（μmol/L）和 c_e（μmol/L）分别为氯霉素的初始浓度和平衡时的浓度，V（mL）和 m（mg）分别为溶液体积和吸附剂的用量。

2.7.4　结果与讨论

2.7.4.1　红外表征

红外特征峰可以用来验证一些存在的官能团。从图 2-53（a）中可知，在 3 420 cm^{-1} 和 1 642 cm^{-1} 处的吸收峰为柚子皮羟基（—OH）峰和 CH、CH$_2$ 中 C—H 键伸缩振动峰，1 430 cm^{-1} 和 1 057 cm^{-1} 处的强吸收峰为柚子皮 C=O 和 O—H 伸缩振动峰；从图 2-53（b）中可知，乙烯基功能化的磁性炭微球在 1 721 cm^{-1} 的特征峰表明乙烯基成功接枝于磁性炭微球，529 cm^{-1} 和 573 cm^{-1}

处都出现了 Fe_3O_4 纳米粒子的 Fe—O 键特征吸收峰；从图 2-53（c）中可知，1 648 cm^{-1}、1 538 cm^{-1} 和 1 285 cm^{-1} 处出现了 NIPAm 酰胺基和异丙基的特征峰，在 1 725 cm^{-1} 处的强吸收峰是羧基中 C═O 的伸缩振动。

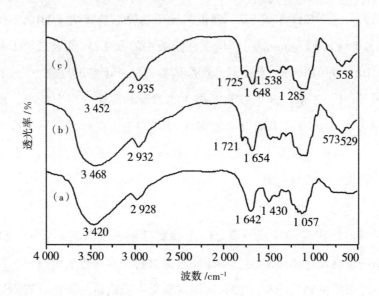

图 2-53 傅里叶变换红外光谱图

（a）柚子皮；（b）乙烯基功能化的磁性碳微球；（c）磁性碳微球表面分子印迹吸附材料

2.7.4.2 吸附等温性能研究

取 25 mL 初始浓度分别为 5、10、20、30、50、60、80、100、150、200 μmol/L 的 CAP 溶液加入离心管中，分别加入 10 mg 磁性炭微球表面分子印迹吸附材料和非印迹吸附材料，将测试溶液置于 25 ℃水浴锅中静置 12 h，上清液用 Nd-Fe-B 永久磁铁分离收集，未被吸附的氯霉素分子浓度用紫外可见分光光度计测定，计算出吸附容量，结果如图 2-54 所示。

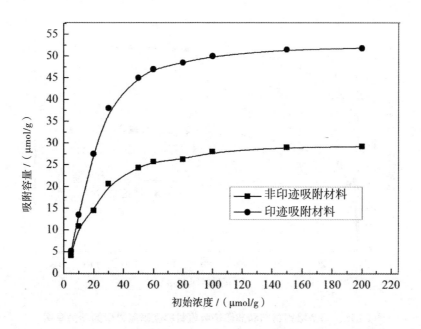

图2-54　印迹吸附材料和非印迹吸附材料吸附氯霉素的等温线图

图2-54所示结果表明，印迹吸附材料的饱和吸附容量为51.85 μmol/g，高于非印迹吸附材料29.20 μmol/g，证明印迹吸附材料存在大量的印迹孔穴，显示出良好的印迹效果。从图中可知，吸附容量随着浓度的升高而增加。印迹吸附材料对氯霉素（CAP）的吸附容量远大于非印迹吸附材料对氯霉素（CAP）的吸附容量，表现出良好的特异性识别性能，说明印迹吸附剂中存在与氯霉素（CAP）分子相匹配的活性位点。

2.7.4.3　吸附动力学研究

取25 mL初始浓度为100 μmol/L的CAP溶液加入离心管中，加入10 mg磁性炭微球表面分子印迹吸附材料和非印迹吸附材料，将测试溶液置于25 ℃水浴锅中分别静置2、5、10、30、45、60、90、120和150 min，静置完成后，上清液用Nd-Fe-B永久磁铁分离收集，未被吸附的氯霉素分子浓度用紫外可见分光光度计测定，计算出吸附容量，计算结果如图2-55所示。

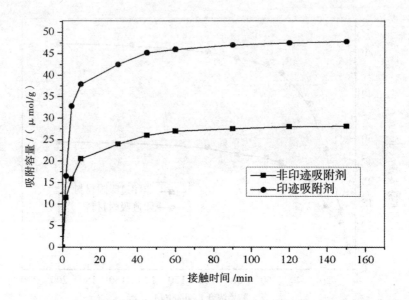

图 2-55 印迹吸附材料和非印迹吸附材料吸附氯霉素的动力学图

从图 2-55 中可知，起初，随着吸附时间的增加，吸附容量迅速增加，30 min 后吸附达到平衡，在整个吸附时间范围内，磁性分子印迹吸附材料对氯霉素分子的吸附容量大于非印迹吸附材料对氯霉素分子的吸附容量，表现出良好的吸附性能。

2.7.4.4 选择性吸附研究

选择金霉素（ASPM）、甲砜霉素（TAP）、头孢氨苄（CFX）为竞争吸附的抗生素。分别配制溶液浓度为 100 μmol/L 的上述 3 种抗生素。取 25 ml 配制好的溶液加入离心管中，分别加入 10 mg 磁性炭微球表面分子印迹吸附材料和非印迹吸附材料，将测试溶液置于 25 ℃水浴锅中静置 12 h。吸附饱和后，上清液用 Nd–Fe–B 永久磁铁分离收集，未被吸附的各种竞争吸附抗生素浓度用紫外可见分光光度计测定，计算出吸附容量。从图 2-56 中可以看出，印迹吸附材料对 CAP 有显著的特异性识别，吸附容量明显高于其他抗生素。

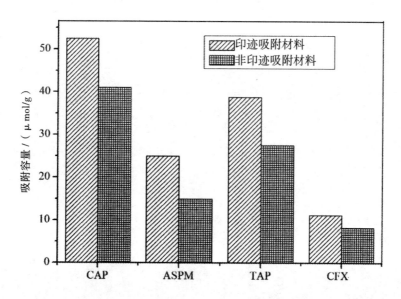

图 2-56 印迹吸附材料和非印迹吸附材料对模板分子氯霉素（CAP）、金霉素（ASPM）、
甲砜霉素（TAP）、头孢氨苄（CFX）的吸附

2.7.5　结　论

本节通过溶剂热法利用柚子皮制备磁性炭微球，并用 KH570 对磁性炭
微球表面进行乙烯功能化修饰。同时，以氯霉素（chloramphenicol，CAP）为
模板，甲基丙烯酸羟乙酯（HEMA）和 4- 乙烯基吡啶（4-VP）为功能单体，
选择 *N-* 异丙基丙烯酰胺（NIPAm）作为温敏单体，乙二醇双甲基丙烯酸酯
（EGDMA）和 *N,N-* 亚甲基双丙烯酰胺（BIS）为交联剂，2,2′ 偶氮二异丁基
脒二盐酸盐（AIBA）作为引发剂，在甲醇 / 水的混合体系中制备出磁性炭微
球表面印迹温敏吸附材料，并用于水环境中氯霉素的选择性识别与分离，经过
多种性能表征手段和实验测试结果表明，所制备的印迹吸附剂中存在与氯霉素
（CAP）分子相匹配的活性位点，具有较好的吸附性能和识别能力。

第 3 章　结论与创新点

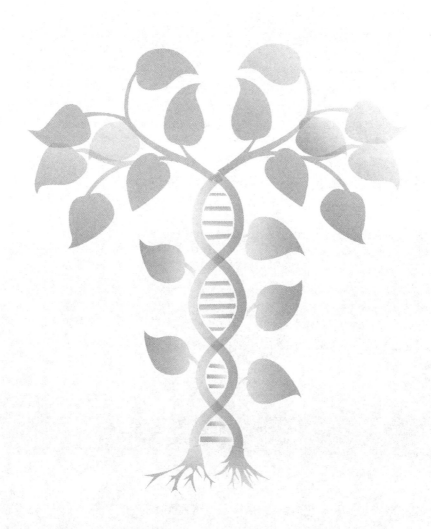

3.1　结　论

本书分别以高岭土、磁性伊利石、磁性粉煤灰空心微珠和磁性碳微球为基质材料制备了表面分子印迹聚合物。通过红外光谱、扫描电镜、透射电镜、热重和元素分析等现代分析测量手段对所制备的表面分子印迹材料的形貌特征、物质组成和热稳定性等理化性能进行了全面的表征。利用静态吸附实验和动态吸附实验对材料进行了吸附平衡、动力学、选择性能、再生性能研究，并通过多种吸附模型对实验数据成功进行了拟合。将制备的表面印迹聚合物用作固相萃取吸附剂分离、富集与测定环境水样品中的痕量抗生素。

研究结论分为以下几个部分。

（1）高岭土磁性复合材料表面印迹聚合物选择性吸附分离环丙沙星。

以乙烯基功能化的磁性高岭土为基质材料，CIP 为模板分子，甲基丙烯酸（MAA）为功能单体，$N,N'-$ 亚甲基双丙烯酰胺（MBAA）为交联剂，催化剂氯化铜（$CuCl_2$）和配体 $N,N,N',N'',N''-$ 五甲基二乙烯三胺（PMDETA）为催化体系，抗坏血酸（AsAc）为还原剂，利用电子转移产生催化剂的原子转移自由基聚合法制备高岭土磁性复合材料表面分子印迹聚合物（MMIPs）。该材料具有良好的热稳定性、超顺磁性和磁稳定性，对 CIP 具有较好的选择识别性能，实验范围内对 CIP 单分子层吸附容量为 89.36 mg/g。该研究所制备的材料已经成功应用于环境样品中痕量 CIP 的分离 / 富集与检测。

（2）磁性伊利石表面分子印迹材料的制备及其对环丙沙星识别特性研究。

以乙烯基功能化的磁性伊利石（MILT–MPS）为基质材料，通过表面引发原子转移自由基聚合法在甲醇 / 水的混合溶液中制备表面分子印迹材料（MMIPs）。该材料具有热稳定性、超顺磁性和磁稳定性。选择性吸附实验表明，MMIPs 对 CIP 具有较好的亲和力和选择识别性，实验范围内对 CIP 单分子层吸附容量为 86.58 mg/g，该研究建立了 MMIPs 固相萃取 – 高效液相色谱紫外检测环境样品中痕量 CIP 的方法。

（3）磁性粉煤灰空心微珠表面印迹聚合物选择性识别头孢氨苄。

以乙烯基改性的 MFACs 为基质材料，利用乳液聚合法制备 MMIPs。通过系列表征手段对其物理化学性质进行表征，结果表明，该印迹材料具有较好的热稳定性和超顺磁性。准二级动力学模型能较好地描述 MMIPs 对 CFX 吸附动力学行为，即化学吸附是速率控制步骤；Langmuir 等温模型能较好地拟合 MMIPs 对 CFX 的吸附平衡数据，pH =7.0、温度为 25 ℃时，MMIPs 的单分子层吸附容量为 69.55 mg/g。选择性吸附实验表明，MMIPs 对 CFX 具有较好的亲和力和选择识别性，该研究建立了 MMIPs 固相萃取 – 高效液相色谱紫外检测环境样品中痕量 CFX 的方法。

（4）磁性炭微球表面印迹吸附材料的制备及其对氨苄西林识别与选择性吸附。

以核桃壳为原料，利用溶剂热法制备磁性炭微球（MCMs），结合表面印迹技术制备基于 MCMs 的磁性炭微球表面分子印迹材料（MMIPs），将制备的 MMIPs 应用于选择性识别氨苄西林（AMP）。通过 FT–IR、TGA、VSM 和 TEM 等方法对其物理化学性质进行了表征，结果表明，MMIPs 为球形，印迹聚合层厚度 50 ～ 80 nm，具有热稳定性、超顺磁性（M_s =3.125 emu/g）和磁稳定性。采用吸附实验研究了 MMIPs 对 AMP 的识别与选择性吸附性能。Langmuir 等温模型能较好地拟合 MMIPs 对 AMP 的吸附平衡数据，25 ℃时 MMIPs 的单分子层吸附容量为 40.96 mg/g。MMIPs 对 AMP 吸附动力学行为可用准二级动力学模型描述。选择性识别实验表明，MMIPs 对 AMP 具有较好的亲和力和选择性识别性，并且 MMIPs 可以循环使用 5 次。此材料在饮用水和食品中痕量 AMP 的提取、分离、吸附等方面将有较好的应用前景。

（5）椰子壳生物质炭微球表面印迹材料对酚类污染物吸附研究

以椰子壳为碳源，以氢氧化钾作为活化剂，并加入一定量烟酰胺和 1–（3–羟基正丙基）环戊醇；以改性后的生物质炭微球作为 Pickering 乳液的稳定剂，2,6– 二氯苯酚作为模板分子，4– 乙烯基吡啶为功能单体，2– 乙烯基苯为交联剂，十六烷为制孔剂，混合作为油相；生物质炭微球和 2,2– 偶氮二（2– 甲基丙基咪）二盐酸盐加入水中，分散均匀作为水相，将水相与油相混合，超声制备成稳定的 Pickering 乳液，接着进行 Pickering 乳液聚合，制备成椰子壳生物质炭微球表面印迹材料，并用于水环境中 2,6- 二氯苯酚的选择性识别与分离。

（6）pH 敏感 / 磁性分子印迹聚合物（HM-MIPs）对 BF 选择性吸附。

通过 Pickering 乳液聚合成功地合成了 pH 敏感 / 磁性分子印迹聚合物（HM-MIPs），并将其应用于水相中的 BF 选择性吸附。Fe（OH）$_3$ 纳米粒子为 Pickering 乳化液提供了良好的稳定剂，MAA 为功能单体和 pH 敏感单体，HFNs 为 HM-MIPs-I 提供了磁性。静态吸附实验研究了 HM-MIPs-I 的吸附平衡和动态行为。Freundlich 等温线模型比 Langmuir 模型更适合 BF 在 HM-MIPs-I 和 HM-NIPs 上吸附的研究。吸附动力学符合拟二阶模型。选择性识别实验证明了在混合溶液中，HM-MIPs-I 对 BF 具有更好的特殊识别性和选择性。可以通过控制水溶液的 pH 值来实现 HM-MIPs-I 对 BF 的吸附和释放。

（7）磁性炭微球表面印迹材料对氯霉素吸附性能研究。

通过溶剂热合成法利用柚子皮制备磁性炭微球，并用 KH570 对磁性碳微球表面进行乙烯功能化修饰。以乙烯基功能化的磁性炭微球作为基质材料，以氯霉素（chloramphenicol，CAP）作为模板，以甲基丙烯酸羟乙酯（HEMA）和 4- 乙烯基吡啶（4-VP）作为功能单体，以 N- 异丙基丙烯酰胺（NIPAm）作为温敏单体，以乙二醇双甲基丙烯酸酯（EGDMA）和 N,N- 亚甲基双丙烯酰胺（BIS）为交联剂，2,2′ 偶氮二异丁基脒二盐酸盐（AIBA）作为引发剂，在甲醇 / 水的混合体系中制备出磁性炭微球表面印迹温敏吸附材料，并用于水环境中氯霉素的选择性识别与分离。

3.2　创新点

第一，首次以农业废弃物核桃壳为碳源，利用溶剂热法制备磁性炭微球（MCMs），结合表面印迹技术制备磁性炭微球表面分子印迹材料（MMIPs），经 5 次再生后的 MMIPs 对目标物氨苄西林（AMP）吸附容量降低 14.76％。建立农业废弃物为载体的绿色印迹材料制备体系，方法简单、成本低廉、易操作，大大降低了印迹吸附材料的制备成本。

第二，首次以磁性粉煤灰空心微珠作为 Pickering 乳液的稳定剂，通过乳液聚合制备了磁性粉煤灰空心微珠表面印迹吸附材料，比表面积 123.65 m²/g，并且具有较好的热稳定性、超顺磁性（M_s=12.155 emu/g），并将其应用于环境中痕量头孢氨苄的选择性识别与分离。以伊利石等硅基材料为载体，通过表面引发原子转移自由基聚合法在甲醇／水的混合溶液中制备印迹吸附材料，结合高效液相色谱分析技术，将所制备的印迹材料应用于环境样品中抗生素的分离／富集和分析测定，方法回收率为 93.4%～98.3%，检出限达 0.01 mg/L。所建立的制备体系扩展了印迹载体材料的种类，提高了黏土和工业废渣的附加值。

第三，首次通过 Pickering 乳液聚合，以 pH 敏感单体甲基丙烯酸为功能单体，制备 pH 敏感磁性分子印迹聚合物（HM-MIP），通过水溶液 pH 值的控制来实现 HM-MIPs 对联苯菊酯（BF）吸附和释放；首次用柚子皮通过溶剂热合成法制备磁性炭微球，以 $N-$ 异丙基丙烯酰胺（NIPAm）为温敏结构单体，在甲醇／水的混合体系中制备出磁性炭微球印迹温敏吸附材料，并通过对水环境温度的调控实现对目标物的选择性识别与分离。

参考文献

[1] 鲍晓磊，强志民，贲伟伟，等．磁性纳米复合材料 CoFeM48 对水中磺胺类抗生素的吸附去除研究 [J]．环境科学学报，2013，33（2）：401–407．

[2] 邓玉，倪福全．水环境中抗生素残留及其危害 [J]．南水北调与水利科技，2011，9（3）：96–100．

[3] 甘秀梅，严清，高旭，等．典型抗生素在中国西南地区某污水处理厂中的行为和归趋 [J]．环境科学，2014，35（5）：1817–1823．

[4] 何丽芝，张小凯，吴慧明，等．生物质炭及老化过程对土壤吸附吡虫啉的影响 [J]．环境科学学报，2015，35（2）：535–540．

[5] 何三雄，高保娇．ATRP 法在纳米硅胶粒子表面接枝聚甲基丙烯酸缩水甘油酯 [J]．高分子材料科学与工程，2007，23（3）：100–108．

[6] 姜忠义，吴洪．分子印迹技术 [M]．北京：化学工业出版社，2003．

[7] 李冬霜．利用酶促缩聚与 ATRP 相结合的方法合成嵌段共聚物 [D]．长春：吉林大学，2006．

[8] 李艳平．国内外头孢菌素类药物研究开发新进展 [J]．黑龙江医药，2012，25（2）：286–288．

[9] 刘琦，屠浩驰，王小山，等．水溶液条件下膨润土对葡萄糖分子的吸附作用．硅酸盐学报，2014，42（11）：162–1467．

[10] 刘斌，顾洁，邱盼，等．稻壳活性炭对水中染料的吸附特性及其回收利用 [J]．环境科学学报，2014，34（9）：2256–2264．

[11] 刘志航，浣石，蒋国平，等．分子印迹聚合物应用研究进展 [J]．科技导报，2006，24（1）：51–54．

[12] 孟现民，董平，姜旻，等．头孢菌素类抗菌药物的开发历程与研究近况 [J]．上海医药，2011，32（40）：218–221．

[13] 任广军，翟玉春，宋恩军，等．膨润土对溶液中镍离子的吸附特性及机理 [J]．硅酸盐学报，2014，42（11）：1448–1457．

[14] 武鹏，桑晓明，于守武，等．细乳液聚合的研究进展 [J]．塑料工业，

2010, 38：22-26.

[15] 薛雨，陈宇瑛 . 头孢菌素类抗生素的最新研究进展 [J]. 中国抗生素杂志，2011, 36（2）：86-92.

[16] 相会强，战启芳，邹雯奇 . 改性粉煤灰去除抗生素废水中磷和色度的试验研究 [J]. 石家庄铁路工程职业技术学院学报，2003, 2（3）：1-5.

[17] 相会强 . 改性粉煤灰在抗生素废水脱色中的应用 [J]. 工业用水与废水，2005, 36（1）：48-50.

[18] 徐筱杰 . 超分子建筑：从分子到材料 [M]. 北京：科学技术文献出版社，2000.

[19] 许金霞，唐建斌，赵鲁杭，等 . 肿瘤 pH 响应的聚合物胶束用于肿瘤药物靶向输送的研究进展 [J]. 药学学报，2009, 44（12）：1328-1335.

[20] 杨卫海，吴瑶，张轶，等 . 磁性分子印迹聚合物核壳微球的制备及应用 [J]. 化学进展，2010, 22（9）：1819-1825.

[21] 姚超，曾永斌，曹燕媛，等 . 聚苯胺 / 凹凸棒石纳米复合材料对甲基橙的吸附性能 [J]. 硅酸盐学报，2010, 38（4）：671-677.

[22] 张建磊 . 电催化氧化法预处理半合成抗生素废水的技术研究与应用 [D]. 北京：中国地质大学，2009.

[23] 郑炜，陈吕军，李荥 . 头孢类抗生素生产废水污染与处理现状 [J]. 化工环保，2009, 29（4）：317-321.

[24] 张丽芬 . 分子印迹技术及其在痕量分析的应用 [J]. 曲靖师范学院学报，2005, 24（3）：14-18.

[25] Akhtar J, Amin N A S, Aris A.Combined adsorption and catalytic ozonation for removal of sulfamethoxazole using Fe2O3/CeO2 loaded activated carbon[J]. Chem. Eng. J. 2011, 170, 136-144.

[26] An Z, Shi Q, Tang W, et al. Facile RAFT precipitation polymerization for the microwave-assisted synthesis of well-defined, double hydrophilic block copolymers and nanostructured hydrogels [J], J. Am. Chem. Soc., 2007, 129（46）：14493-14499.

[27] Alagha L, Wang S Q, Yan L J, et al. Probing adsorption of polyacrylamide-based polymers on anisotropic basal planes of kaolinite using quartz crystal microbalance [J]. Langmuir, 2013, 29：3989-3998.

[28] Anbia M, Haqshenas M. Adsorption studies of Pb（II） and Cu（II） ions

on mesoporous carbon nitride functionalized with melamine-based dendrimer amine[J]. Int. J. Environ. Sci. Technol., 2015, 12: 2649-2664.

[29] Alabadi A, Razzaque S, Yang Y, et al.Highly porous activated carbon materials from carbonized biomass with high CO_2 capturing capacity[J]. Chem. Eng. J. 2015, 281, 606-612.

[30] Bonnet R, Evaluation of surface strain due to the reconstruction of atomically close-packed crystalline surfaces[J]. Phys. Rev. B 2000, 61, 14059-14065.

[31] Chen Z Y, Xu L, Liang Y, et al.pH-Sensitive water-soluble nanospheric imprinted hydrogels prepared as horseradish peroxidase mimetic enzymes [J]. Adv. Mater., 2010, 22（13）: 1488-1492.

[32] Chang L M, Wu S, Chen S N, et al. Preparation of graphene oxide-molecularly imprinted polymer composites via atom transfer radical polymerization [J]. J. Mater. Sci., 2011, 46（7）: 2024-2029.

[33] Chen J H, Xing H T, Guo H X, et al. Investigation on the adsorption properties of Cr（Ⅵ）ions on a novel graphene oxide（GO）based composite adsorbent[J]. J.Mater. Chem. A, 2014, 2（31）: 12561-12570.

[34] Chen B, Liang X, Nie X, et al. The role of class I integrons in the dissemination of sulfonamide resistance genes in the Pearl River and Pearl River Estuary, South China[J]. J. Hazard. Mater., 2015, 282: 61-67.

[35] Chen J, Zhang G, Luo B, et al.Surface amorphization and deoxygenation of graphene oxide paper by Ti ion implantation[J]. Carbon 2011, 49, 3141-3147.

[36] Diduszko R, Swiatkowski A, Trznadel B J.On surface of micropores and fractal dimension of activated carbon determined on the basis of adsorption and saxs investigations[J]. Carbon 2000, 38, 1153-1162.

[37] Destarac M, Boutevin B, Matyjaszewski K. Polychloroalkanes as ATRP initiators: fundamentals and application to the synthesis of block copolymers from the combination of conventional radical polymerization and ATRP [J]. ACS Symp. Ser., 2000, 768: 234-247.

[38] Dai J D, Zhou Z P, Zhao C Y, et al. Versatile method to obtain homogeneous imprinted polymer thin film at surface of superparamagnetic nanoparticles for tetracycline binding [J]. Ind. Eng. Chem. Res., 2014, 53（17）: 7157-

7166.

[39] Dabrowski A, Podkościelny P, Hubicki Z., et al. Adsorption of phenolic compounds by activated carbon-a critical review[J]. Chemosphere, 2005, 58 (8): 1049-1070.

[40] Freundlich H M F, Uber die adsorption in losungen (adsorption in solution)[J]. Phys. Chem. 1906, 57, 384-470.

[41] Gulkowska A, Leung H W, So M K, et al. Removal of antibiotics from wastewater by sewage treatment facilities in Hong Kong and Shenzhen, China [J]. Water Res., 2008, 42 (1-2): 395-403.

[42] Gam-Derouich S, Nguyen M N, Madani A, et al. Aryl diazonium salt surface chemistry and ATRP for the preparation of molecularly imprinted polymer grafts on gold substrates[J]. Surf. Interface Anal., 2010, 42 (6-7): 1050-1056.

[43] Gong J, Michalkiewicz B, Chen X, et al.Sustainable conversion of mixed plastics into porous carbon nanosheets with high performances in uptake of carbon dioxide and storage of hydrogen[J]. ACS Sustain. Chem. Eng. 2014, 2, 2837-2844.

[44] Gao B J, Wang J, An F Q, et al. Molecular imprinted material prepared by novel surface imprinting technique for selective adsorption of pirimicarb [J], Polymer, 2008, 49 (5): 1230-1238.

[45] Guardia L. Badia R, Diaz-Garcia M E. Molecularly imprinted sol-gels for nafcillin determination in milk-based products [J]. J. Agric. Food Chem., 2007, 55 (3): 566-570.

[46] Gao L H, Shi Y L, Li W H, et al. Occurrence of antibiotics in eight sewage treatment plants in Beijing, China[J]. Chemosphere, 2012, 86 (6): 665-671.

[47] Hinnen C, Imbert D, Siffre J M, et al.An in situ XPS study of sputter-deposited aluminium thin films on graphite[J]. Appl. Surf. Sci. 1994, 78, 219-231.

[48] Haupt K. Imprinted polymers-tailor-made mimics of antibodies and receptors [J]. Chem. Commun., 2003 (2): 171-178.

[49] He X, Male K B, Nesterenko P N, et al. Adsorption and desorption of

methylene blue on porous carbon monoliths and nanocrystalline cellulose[J]. ACS.Appl. Mater. Inter., 2013, 5（17）: 8796–8804.

[50] Jin G Y, Tang Y W. Evaluation of a novel silica–supported sol–gel sorbent prepared by a surface molecular imprinting technique for the selective separation of estazolam from human plasma [J]. Microchim Acta, 2009, 165 （1–2）: 143–149.

[51] Jin Y, Jiang M, Shi Y, et al. Narrowly dispersed molecularly imprinted microspheres prepared by a modified precipitation polymerization method [J]. Anal. Chim. Acta., 2008, 612（1）: 105–113.

[52] Jakubowski W, Matyjaszewski K. Activator generated by electron transfer for atom transfer radical polymerization [J]. Macromolecules, 2005, 38（10）: 4139–4146.

[53] Julinová M, Slavík R. Removal of phthalates from aqueous solution by different adsorbents: a short review[J]. J. Environ. Manage., 2012, 94（1）: 13–24.

[54] Kümmerer K. Antibiotics in the aquatic environment: a review–Part I [J]. Chemosphere, 2009, 75（4）: 417–434.

[55] Kuster M, López de Alda M J, Hernando M D, et al. Analysis and occurrence of pharmaceuticals, estrogens, progestogens and polar pesticides in sewage treatment plant effluents, river water and drinking water in the Llobregat river basin（Barcelona, Spain）[J]. J. Hydrol., 2008, 358（1–2）: 112–123.

[56] Keen O S, Linden K G. Degradation of antibiotic activity during UV/ H_2O_2 advanced oxidation and photolysis in wastewater effluent[J]. Environ. Sci. Technol., 2012, 47（22）: 13020–13030.

[57] Lang J W, Yan X B, Liu W W, et al.Influence of nitric acid modification of ordered mesoporous carbon materials on their capacitive performances in different aqueous electrolytes[J]. J. Power Sources 2012, 204, 220–229.

[58] Langmuir I.The adsorption of gases on plane surfaces of glass, mica and platinum[J]. J. Am. Chem. Soc. 1918, 40, 1361–1403.

[59] Liu Z, Bucknall D G, Allen M G. Absorption performance of iodixanol–imprinted polymers in aqueous and blood plasma media [J]. Acta Biomater.,

2010, 6（6）: 2003-2012.

[60] Li F B, Li X Z, Li X M, et al. Heterogeneous photodegradation of bisphenol A in the interface of iron oxides together with oxalate aqueous solution[J]. J. Colloid Interface Sci., 2007, 311（2）: 481-490.

[61] Li C Y, Xu F J, Yang W T. Simple strategy to functionalize polymeric substrates via surface-initiated ATRP for biomedical applications[J]. Langmuir, 2012, 29: 1541-1550.

[62] Lu C H, Wang Y, Li Y, et al. Bifunctional superparamagnetic surface molecularly imprinted polymer core-shell nanoparticles[J]. J Mater. Chem., 2009, 19: 1077-1079.

[63] Liu J, Wang W, Xie Y, et al. A novel polychloromethylstyrene coated superparamagnetic surface molecularly imprinted core-shell nanoparticle for bisphenol A[J]. J Mater. Chem., 2011, 21（25）: 9232-9238.

[64] Lai J P, Lu X Y, Lu C Y, et al. Preparation and evaluation of molecularly imprinted polymeric microspheres by aqueous suspension polymerization for use as a high-performance liquid chromatography stationary phase. Anal. Chim. Acta, 2001, 442（1）: 105-111.

[65] Li W H, Shi Y L, Gao L H, et al. Occurrence of antibiotics in water, sediments, aquatic plants, and animals from Baiyangdian lake in north china [J]. Chemosphere, 2012, 89（11）: 1307-1315.

[66] Li Y, Li X, Li Y Q, et al. Selective removal of 2,4-dichlorophenol from contaminated water using non-covalent imprinted microspheres [J]. Environ. Pollut., 2009, 157（6）: 1879-1885.

[67] Li X X, Pan J M, Dai J D, et al. Surface molecular imprinting onto magnetic yeast composites via atom transfer radical polymerization for selective recognition of cefalexin[J]. Chem. Engin. J.,2012, 198-199: 503-511.

[68] Li C X, Huo P W, Li S T. Enhancement of photocatalytic degradation of methylene blue in surfactant/ceriurm（III）-titanium dioxide/float pearls aqueous dispersions [J]. Int. J. Mater. Prod. Tec., 2010, 39（3-4）: 330-338.

[69] Luo P, Zhao Y F, Zhang B, et al. Study on the adsorption of Neutral Red from aqueous solution onto halloysite nanotubes [J]. Water Res., 2010, 44(5):

1489–1497.

[70] Liu Y S, Liu P, Su Z X, et al. Attapulgite–Fe_3O_4 magnetic nanoparticles via co–precipitation technique[J]. Appl. Surf. Sci., 2008, 255（5）：2020–2025.

[71] Jiang L, Sheng L, Chen X, et al.Construction of nitrogen–doped porous carbon buildings using interconnected ultra–small carbon nanosheets for ultra–high rate super capacitors[J]. J. Mater. Chem. A,2016, 4, 11388–11396.

[72] Li Y, Li Z, Shen P K. Simultaneous formation of ultrahigh surface area and three–dimensional hierarchical porous graphene–like networks for fast and highly stable super capacitors[J]. Adv. Mater., 2013, 25（17）：2474–2480.

[73] Lin T, Chen I W, Liu F, et al. Nitrogen–doped mesoporous carbon of extraordinary capacitance for electrochemical energy storage[J]. Science, 2015, 350（6267）：1508–1513.

[74] Milczarek G, Ciszewski A, Stepniak I.Oxygen–doped activated carbon fiber cloth as electrode material for electrochemical capacitor[J]. J. Power Sources 2011, 196, 7882–7885.

[75] Mathers J J, Flick S C, Cox L J. Longer–duration uses of tetracyclines and penicillins in U.S. food–producing animals：Indications and microbiologic effects [J], Environ. Int., 2011, 37（5）：991–1004.

[76] Matyjaszewski K, Xia J H. Atom transfer radical polymerization [J]. Chem. Rev., 2001, 101（9）：2921–2990.

[77] Madadrang C J, Kim H Y, Gao G, et al. Adsorption behavior of EDTA graphene oxide for Pb（II）removal[J]. ACS. Appl. Mater. Inter., 2012, 4(3): 1186–93.

[78] Njoku V O, Islam M A, Asif M, et al. Utilization of sky fruit husk agricultural waste to produce high quality activated carbon for the herbicide bentazon adsorption[J]. Chem. Eng. J., 2014, 251：183–191.

[79] Pan B, Xing B S. Adsorption mechanisms of organic chemicals on carbon nanotubes [J]. Environ. Sci. Technol., 2008, 42（24）：9005–9013.

[80] Pan J M, Hu W, Dai X H, et al. Molecularly imprinted polymers based on magnetic fly–ash–cenosphere composites for bisphenol A recognition [J].J.

Mater. Chem., 2011, 21（39）: 15741-15751.

[81] Pan K, Zhang X, Ren R, et al. Double stimuli-responsive membranes grafted with block copolymer by ATRP method [J]. J. Membr. Sci., 2010, 356（1）: 133-137.

[82] Pan J M, Wang B, Dai J D, et al. Selective recognition of 2,4,5-trichlorophenol by temperature responsive and magnetic molecularly imprinted polymers based on halloysite nanotubes [J]. J. Mater. Chem., 2012, 22（8）: 3360-3369.

[83] Pan J M, Yao H, Xu L C, et al. Selective recognition of 2,4,6-trichlorophenol by molecularly imprinted polymers based on magnetic halloysite composites [J]. J. Phys. Chem. C, 2011, 115（13）: 5440-5449.

[84] Pan J M, Xu L C, Dai J D, et al. Magnetic molecularly imprinted polymers based on attapulgite/Fe3O4 particles for the selective recognition of 2,4-dichlorophenol [J]. Chem. Engin. J., 2011, 174: 68-75.

[85] Pan J M, Hang H, Li X, et al. Fabrication and evaluation of temperature responsive molecularly imprinted sorbents based on surface of yeast via surface-initiated AGET ATRP[J]. Appl. Surf. Sci., 2013, 287（15）: 211-217.

[86] Raymundo-Piñero E, Azaïs P, Cacciaguerra T, et al, KOH and NaOH activation mechanisms of multi-walled carbon nanotubes with different structural organisation[J]. Carbon 2005, 43, 786-795.

[87] Shoji R, Takeuchi T, Kubo I. Atrazine sensor based on molecularly imprinted polymer-modified gold electrode [J]. Anal. Chem., 2003, 75（18）: 4882-4886.

[88] Shukla S K, Quraishi M A. Cefalexin drug: a new and efficient corrosion inhibitor for mild steel in hydrochloric acid solution [J]. Mater. Chem. Phys., 2010, 120（1）: 142-147.

[89] Sun Y Y, Tang Y H, Yao H, et al. Potassium permanganate-glyoxal chemiluminescence system for flow injection analysis of cephalosporin antibiotics: cefalexin, cefadroxil, and cefazolin sodium in pharmaceutical preparations [J]. Talanta, 2004, 64（1）: 156-159.

[90] Tang J, Mu B, Zheng M, et al. One-step calcination of the spent bleaching earth for the efficient removal of heavy metal ions[J]. ACS Sustain. Chem.

Eng., 2015, 7（27）：14778-14784

[91] Tan K B, Vakili M, Horri B A, et al. Adsorption of dyes by nanomaterials: recent developments and adsorption mechanisms[J]. Sep. Purif .Technol., 2015, 150: 229-242.

[92] Vasudevan D, Bruland G L, Torrance B S, et al. pH-dependent ciprofloxacin sorption to soils: interaction mechanisms and soil factors influencing sorption [J]. Geoderma, 2009, 151（3-4）：68-76.

[93] Wenming Y M, Yang C, Xiao L, et al. Preparation of indole surface molecularly imprinted polymer by atom transfer radical emulsion polymerization and its adsorption performance[J]. J Mater. Res., 2013, 28（19）：2666-2676.

[94] Wei R C, Ge F, Huang S Y, et al. Occurrence of veterinary antibiotics in animal wastewater and surface water around farms in Jiangsu Province, China [J], Chemosphere, 2011, 82（10）：1408-1414.

[95] Wang X, Wang L Y, He X W, et al. A molecularly imprinted polymer-coated nanocomposite of magnetic nanoparticles for estrone recognition [J]. Talanta, 2009, 78（2）：327-332.

[96] Xu S, Li J, Chen L. Molecularly imprinted polymers by reversible addition-fragmentation chain transfer precipitation polymerization for preconcentration of atrazine in food matrices[J]. Talanta, 2011, 85: 282-289.

[97] Xu L, Pan J, Xia Q, et al. Composites of silica and molecularly imprinted polymers for degradation of sulfadiazine[J]. J. Phys. Chem. C., 2012, 116: 25309-25318.

[98] Xu L, Pan J M, Dai J D, et al. Magnetic ZnO surface-imprinted polymers prepared by ARGET ATRP and the application for antibiotics selective recognition[J]. RSC Adv., 2012, 2: 5571-5579.

[99] Xu L C, Pan J M, Dai J D, et al. Preparation of thermal-responsive magnetic molecularly imprinted polymers for selective removal of antibiotics from aqueous solution [J]. J. Hazard. Mater., 2012, 233-234（30）：48-56.

[100] Yap P S, Lim T T.Solar regeneration of powdered activated carbon impregnated with visible-light responsive photocatalyst: factors affecting performances and predictive model[J]. Water Res. 2012, 46, 3054-3064.

[101] Yang Q, Chen G, Zhang J, et al. Adsorption of sulfamethazine by multi-walled carbon nanotubes: Effects of aqueous solution chemistry[J]. RSC Adv. 2015, 5, 25541-25549.

[102] Yu J T, Bouwer E J, Coelhan M. Occurrence and biodegradability studies of selected pharmaceuticals and personal care products in sewage effluent [J]. Agr. Water Manage., 2006, 86（1-2）: 72-80.

[103] Yao W, Fang Y J, Li G L, et al. Adsorption of carbaryl using molecularly imprinted microspheres prepared by precipitation polymerization [J]. Polym. Advan. Technol., 2008, 19（7）: 812-816.

[104] Yoshimatsu K, Ye L, Stenlund P, et al. A simple method for preparation of molecularly imprinted nanofiber materials with signal transduction ability [J]. Chem. Comm., 2008, （17）: 2022-2024.

[105] Yoshimatsu K, Reimhult K, Krozer A, et al. Uniform molecularly imprinted microspheres and nanoparticles prepared by precipitation polymerization: the control of particle size suitable for different analytical applications [J]. Anal. Chim. Acta, 2007, 584（1）: 112-121.

[106] Yagub M T, Sen T K, Afroze S, et al. Dye and its removal from aqueous solution by adsorption: a review[J]. Adv. Colloid Interface Sci., 2014, 209（7）: 172-184.

[107] Zhao N, Chen C, Zhou J. Surface plasmon resonance detection of ametryn using a molecularly imprinted sensing film prepared by surface-initiated atom transfer radical polymerization[J]. Sensor Actuat. B-Chem., 2012, 166-167: 473-479.

[108] Zhang C Y, Yeh H C, Kuroki M T, et al. Single-quantum-dot-based DNA nanosensor [J]. Nat. Mater., 2005, 4（11）: 826-831.

[109] Zhang Z H, Yang X, Zhang H B, et al. Novel molecularly imprinted polymers based on multi-walled carbon nanotubes with binary functional monomer for the solid-phase extraction of erythromycin from chicken muscle [J]. J. Chromatogr. B, 2011, 879（19）: 1617-1624.

[110] Zhang X Z, Zhuo R X. Dynamic properties of temperature sensitive poly（N-isopropylacrylamide）gel crosslinked through siloxane linkage [J]. Langmuir, 2001, 17（1）: 12-16.

[111] Zhang Y F, Luo S Z, Liu S Y. Fabrication of hybrid nanoparticles with thermoresponsive coronas via a self-assembling approach [J]. Macromolecules, 2005, 38（23）: 9813-9820.

[112] Zou X H, Pan J M, Ou H X, et al. Adsorptive removal of Cr(Ⅲ) and Fe(Ⅲ) from aqueous solution by chitosan/attapulgite composites: equilibrium, thermodynamics and kinetics [J]. Chem. Eng. J., 2011, 167（1）: 112-121.

[113] Zhang X P, Chen L G, Xu Y, et al. Determination of β-lactam antibiotics in milk based on magnetic molecularly imprinted polymer extraction coupled with liquid chromatography-tandem mass spectrometry [J]. J. Chromatogr. B, 2010, 878（32）: 3421-3426.

[114] Zhu H Y, Jiang R, Xiao L, et al. A novel magnetically separable $\gamma-Fe_2O_3$/ crosslinked chitosan adsorbent: preparation, characterization and adsorption application for removal of hazardous azo dye[J]. J. Hazard. Mater., 2010, 179（1-3）: 251-257.

[115] Zhang Q Q, Ying G G, Pan C G, et al. Comprehensive evaluation of antibiotic semission and fate in the river basins of china: source analysis, multimedia modeling, and linkage to bacterial resistance[J]. Environ. Sci. Technol., 2015, 49（11）: 6772-82.

[116] Zhu X D, Liu Y C, Luo G, et al. Facile fabrication of magnetic carbon composites from hydrochar via simultaneous activation and magnetization for triclosan adsorption.[J]. Environ. Sci. Technol., 2014, 48（10）: 5840-8.

[117] Zhou L, Ji L, Ma P C, et al. Development of carbon nanotubes/ $CoFe_2O_4$magnetic hybrid material for removal of tetrabromo bisphenol A and Pb（Ⅱ）[J]. J.Hazard. Mater., 2014, 265（2）:104-114.